> しっかり学ぶ

抜歯後の痛みと偶発症

口腔外科に強くなる
エッセンスブック

管野貴浩【監著】
島根大学学術研究院
医学・看護学系医学部
歯科口腔外科学講座

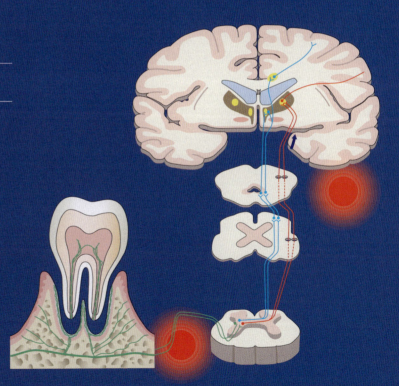

刊行にあたって

　このたび、月刊デンタルダイヤモンドに連載された「徹底攻略!! 抜歯後疼痛」をベースにした書籍、『しっかり学ぶ抜歯後の痛みと偶発症——口腔外科に強くなるエッセンスブック』を刊行する運びとなりました。

　本書は、2024年1月号から1年間にわたり連載された内容をさらに発展させたもので、「抜歯後疼痛」をテーマに、歯科臨床における日常的かつ重要な課題について多角的な視点から深く掘り下げています。

　抜歯術は、歯科臨床の基本的小外科処置として広く行われていますが、時には術後に「強い痛み」「創部の併発症」「長期的な知覚神経障害（しびれ）」やその他の偶発症・併発症が生じ、対応に苦慮するケースがしばしばみられます。これらの症状が患者に「歯科医師の施術や管理のミス」であると誤解されることで、クレームやトラブルに繋がることも少なくありません。そのため、抜歯後疼痛に関連する問題を未然に防ぐためには、術後の疼痛や偶発症・併発症のメカニズムを正しく理解し、的確に対応する知識と技術が求められます。

　本書では、抜歯術における術後疼痛の原因や関連症状について、科学的な根拠に基づいたメカニズムを解説するとともに、偶発症や併発症を最小限に抑えるための臨床テクニックを具体的に紹介しています。また、術後管理や患者対応のポイントも多角的な視点で掘り下げ、読者の臨床現場で役立つ知見を提供しています。

　本書が、歯科臨床医の皆様にとって、基本的な知識を振り返ると同時に新たな学びを得る契機となり、患者満足度の向上と臨床トラブルの予防に寄与する一助となれば幸いです。本書を日常臨床の"頼れるパートナー"としてお役立ていただければ望外の喜びです。

　最後になりますが、本書の刊行にあたり多大なお力添えをいただいたデンタルダイヤモンド社編集部の田村昭一氏にこの場を借りて深謝いたします。

2025年正月　自室にて

管野貴浩

CONTENTS

刊行にあたって ———— 3

Chapter *1*
おさえておきたい基礎知識

1 抜歯後疼痛のメカニズム ———— 8

2 術前の準備と説明、抜歯に伴う偶発症と併発症 ———— 16

3 麻酔の効かせ方と難抜歯・残根抜歯 ———— 27

4 抜歯後の薬剤投与の最適解とは？ ———— 35

Chapter *2*
ケース別・痛みの原因と対応

1 抜歯後創部出血と腫脹 ———— 44

2 抜歯後創部感染 ———— 52

3 抜歯後ドライソケット／治癒不全 ———— 60

4 抜歯後感染　歯槽骨炎・下顎骨骨髄炎 ———— 71

5 抜歯後遺残（器具・歯根）と迷入 ———— 82

6 薬剤関連顎骨壊死（MRONJ）による抜歯後疼痛 ———— 99

7 抜歯後の知覚神経障害・神経障害性疼痛 ———— 110

Chapter 3
抜歯および抜歯後管理
～ここが知りたい Q&A ～

Q1. 高齢者や基礎疾患をおもちの患者で、医科からの血液検査数値を提供してもらった際、「この数値はとくに確認しておくべき」というものはありますか？

.... 132

Q2. 一般開業医では手を出さず、口腔外科に紹介したほうがよいという患者の基準のようなものはありますか？ 135

Q3. 歯胚抜歯（とくに智歯）のメリットとデメリットを教えてください。

.... 138

Q4. 埋伏歯など、抜歯しないほうがよい症例の見極めについて教えてください。

.... 141

Q5. 抜歯後疼痛が起こりやすい状況とはどのような状況でしょうか？

.... 144

Q6. 抜歯時に根尖部が骨内に残ってしまった場合、周囲骨を削ってでも取り除くべきか、スリープさせるべきかの判断基準を教えてください。

.... 147

Q7. 智歯の抜歯後、痛みや違和感を訴えるケースが多いですが、経過をみるべきか、介入するべきかのラインなどを教えてください。 150

Q8. 抜歯後の疼痛を訴える方の割合として、男女差や年齢差などはあるのでしょうか？ 153

Q9. 抜歯時および抜歯窩の治癒促進に、レーザーを有効活用する方法はありますか？ 156

Q10. 手術の際、麻酔の効きが悪いと感じたときに慌てないためのアドバイス、または抜歯中に麻酔が切れて追加しても効きにくいときの対処法を教えてください。 ·········· 159

Q11. 抜歯後に止血困難な状況に遭遇したとき、どうしたらよいでしょうか？ ·········· 162

Q12. 抜歯後の痛みがなるべく出ない鎮痛薬の飲み方について、アドバイスをお願いします。 ·········· 166

Chapter *4*
抜歯後疼痛まとめ

・診断と治療アルゴリズムおよび今後の展望 ·········· 170

1

おさえておきたい
基礎知識

1 抜歯後疼痛のメカニズム

奥井 達雄 —— Tatsuo OKUI ——
鹿児島大学医歯学総合研究科　顎顔面機能再建学講座　顎顔面疾患制御学分野
島根大学学術研究院医学・看護学系医学部　歯科口腔外科学講座

本項のポイント

本項では抜歯後疼痛の発症メカニズムをテーマに取り上げています。抜歯によって歯根膜や顎骨等周囲組織が損傷され、炎症反応が引き起こされます。これにより、抜歯部位に近い三叉神経が刺激され疼痛が発生します。また、歯肉や周囲軟組織の損傷が痛みをさらに増加させます。加えて抜歯による組織損傷は、プロスタグランジンやブラジキニンといった炎症メディエーターの放出を促し、これらが痛みの受容体（侵害受容器）を刺激します。さらに炎症によって血流が増加し、周囲組織の腫脹と痛覚過敏が生じることで、疼痛が増幅されます。われわれ歯科臨床医は、これらのメカニズムにぜひ精通しておきたいところです。

（管野貴浩）

患者の訴える疼痛を理解する重要性

　日常臨床において、抜歯は最も頻度の高い外科処置であり、一般的には局所麻酔下に無痛的に行われる。麻酔の効果が切れると術後疼痛を伴う場合があるが、これは術後の経過として当然のことであると重要視されてこなかった傾向がある。
　しかし、抜歯処置に関して術者が術後経過を予測および管理するにあたって、術後疼痛の機序や様相を十分理解することは、歯科医療の遂行上極めて重要である。痛み（ここでは「疼痛」とする）とは、"実際の組織損傷もしくは組織損傷が起こり得る状態に付随する、あるいはそれに似た、感覚かつ情動の不快な体験"と定義されている。疼痛とは、組織損傷の存在、あるいは可能性を警告する不快

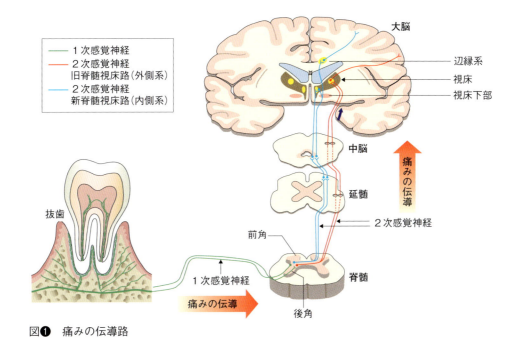

図❶　痛みの伝導路

な感覚のことであり、損傷を悪化させないよう安静を促すなどの生命活動に欠かせない役割をもっている。

　一方で、疼痛にも種類があり、生命活動に必要でない疼痛も多く存在する。たとえば、損傷部位が治癒した後も慢性的に継続する原因不明の疼痛を感じることがある。抜歯後3ヵ月以上経過した後にも持続する疼痛などはこれにあたる。これらの疼痛には警告サインとしての意味合いはなく、むしろ、疼痛自体が大きなストレスとなり、不眠やうつ病など、他の疾患を引き起こすきっかけにもなり得る。このような患者の疼痛の訴えに共感するのは容易ではない。

　しかしながら、患者に共感し寄り添う治療をしなければ、患者の疼痛を治療することは不可能であり、この点が疼痛治療を難しくする要因となっている。この場合、患者の訴える疼痛は症状ではなく、疼痛そのものが治療対象としての"病気"であると認識されるべきである。抜歯術においても術後疼痛の原因には多面的な要素があり、それを念頭に置いて臨床に臨まなければならない（図1）。

抜歯後の治癒過程と疼痛

　抜歯後の疼痛を理解するために、まず抜歯後の正常な病理学的治癒の過程を知ることが必要である。抜歯後の治癒のプロセスは、炎症反応とそれに続く骨組織の再構築からなるが、抜歯により組織が損傷を受けると、止血と炎症から始まる一連の生体反応が起こる。この反応は、種々のケミカルメディエーターによって制御される。これらの因子は、血漿由来と細胞由来に分類でき、下記のような作用で炎症を誘導する。なかでも、サイトカインはさまざまな細胞から産生され、炎症全般を支配する重要な炎症メディエーターとなる。

　まず、抜歯術時の組織損傷による出血、血小板凝集とそれに伴う血小板内顆粒からの増殖因子の放出により、血液凝固期が惹起され数時間続く。放出された増殖因子は、炎症期の中心となる好中球、マクロファージなどの炎症細胞や線維芽細胞の走化や遊走の因子となり、損傷部位にこれらの細胞を誘導し、活性化あるいは増殖を促進させる。

　また、同時に血小板は好中球、マクロファージを損傷部位に誘導する。局所のマクロファージもまた損傷により活性化され、炎症性サイトカインを産生し、炎症性細胞の遊走を促進する。一方、血小板凝集により凝固系が刺激され、局所にフィブリン網が形成されるが、このフィブリン網形成に関与するフィブリノーゲン、トロンビン、血液凝固因子なども炎症性細胞、線維芽細胞の遊走、増殖を促進する。活性化マクロファージは、増殖因子を始めとする多くのサイトカインを産生し続け、炎症期のみならず、次の細胞浸潤期においてもさまざまな活性を示す。

　それゆえ、創傷治癒過程の進行における役割は非常に多彩であり、最も重要な細胞と考えられる。活性化マクロファージはさまざまな増殖因子を産生することで線維芽細胞、上皮細胞、血管内皮細胞などを遊走させ、これらの細胞が局所で増殖して細胞浸潤期を形成し、数週間続く。これらの細胞はさらに増殖因子を産生し増殖しつつ、この時期のおもな治癒過程である線維芽細胞による細胞外基質

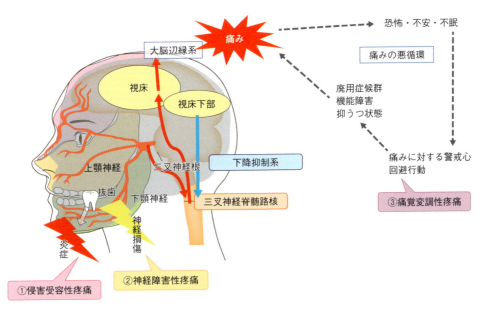

図❷　痛みの伝導路

の形成、コラーゲン産生、血管新生を行う。

　この過程で形成される血餅は、組織治癒にかかわるのみならず、外部からの刺激から抜歯窩を保護している。この血餅が何らかの理由で脱落し、骨面が露出することで生じる強い疼痛がいわゆるドライソケットと呼ばれ、数週間持続する。さらに、間葉系幹細胞、線維芽細胞、骨芽細胞などの集積が始まると、仮骨を形成していく。そして、破骨細胞と骨芽細胞によって骨組織の再構築が進み、幼弱な仮骨から成熟骨を誘導する。

急性期の疼痛

●侵害受容性疼痛（炎症痛）（図2）

　侵害受容性疼痛とは、神経末端の侵害受容器に機械的刺激や化学的刺激が加わることにより生じる疼痛である。抜歯直後から数週間みられる疼痛には、抜歯術による機械的刺激と炎症メディエーターが関与しており、炎症痛と呼ばれる。

まず、組織の損傷という侵害刺激によって知覚神経の侵害受容器が興奮し、脳へ痛覚情報を伝達する。痛覚を伝達する侵害受容器には、特殊な受容器構造はなく、AδやC線維の自由神経終末であると考えられている。損傷された組織では細胞膜にあるリン脂質から、シクロオキシゲナーゼ（COX）の作用によってプロスタグランジンが生成され、このプロスタグランジンの作用によって炎症性疼痛が惹起される。

　一方、組織損傷時には血管系組織からブラジキニン、ヒスタミン、ATPといった発痛物質が遊離される。なかでもブラジキニンは強い発痛作用をもっており、知覚神経を興奮させる。プロスタグランジンは、ブラジキニンと比較して直接的な発痛作用は弱いが、侵害受容器の閾値を低下させ、ブラジキニンによる発痛を増強させる。

　このように、疼痛は両者のかかわりから起こっている。通常の治癒過程であれば、数日から1週間程度で疼痛は消退していくが、炎症を継続させる要因となるドライソケットや抜歯後感染、周囲組織の損傷などがある場合は、数週間から数ヵ月にかけて患者が疼痛を訴えることもある。

 ## 慢性期の疼痛

　"組織損傷が修復される期間（通常3ヵ月）を超えても継続する疼痛"を慢性疼痛という。国際疾病分類第11版の改訂にあたり、慢性疼痛（chronic pain）が追記され、そのなかに、さまざまな疼痛疾患が挙げられることになった。これは疼痛は疾患によって生じる自覚症状として捉えられてきたものが、慢性的に遷延する疼痛自体が疾患であると認識が改められたことを示している。

　また、このような慢性疼痛を疾患として認識を改める理由は、疼痛によるADLの障害が、QOLの低下だけでなく、健康全体にも悪影響を及ぼすからである。

　抜歯後疼痛においても、目に見える歯科的な所見や検査の異常が乏しいにもかかわらず、疼痛を訴えられることがある。いわゆる幻歯痛と呼ばれるものである。

これは侵害受容性疼痛とは異なる機序で、末梢性および中枢性の器質的変化や心理的要因により、脳へ疼痛としての情報が伝達されるためである。あきらかな原因となる所見がみられないため、診断は極めて困難である。

●神経障害性疼痛（図2）

神経傷害性疼痛は"体性感覚神経系の損傷や疾患によって引き起こされる疼痛"と定義される、末梢神経から大脳へ至るまでの神経情報伝達経路のいずれかに損傷や疾患が存在する際に生じる。抜歯術においても知覚神経が損傷された際に、知覚神経が器質的変化を来したことが原因で生じる場合がある。とくに下顎智歯は下歯槽管と根尖が近いあるいは接触している症例もあるため、神経障害性疼痛の原因となり得る可能性が最も高い。

また、浸潤麻酔および抜歯術によるオトガイ神経の損傷にも注意が必要である。臨床的な特徴としては、自発痛に加え、アロディニア（allodynia：触刺激によって惹起される疼痛）や痛覚過敏（hyperalgesia：疼痛閾値に低下による過大に知覚される疼痛）を伴うことが多くみられる。

抜歯術以外に原因となる病態には、外傷（手術や歯内療法などの歯科治療を含む）、帯状疱疹、骨髄炎などの三叉神経を傷害し得る感染症、三叉神経痛や多発性硬化症などの神経疾患、聴神経腫瘍などの三叉神経に傷害を起こし得る空間占拠性病変、顎骨腫瘍や転移性腫瘍などが含まれる。神経障害性疼痛は、侵害受容性疼痛とは異なる臨床的特徴を有しており、重症度が高く、QOL低下が著しい特徴がある。

しかし、日常診療における鑑別診断がいまだ十分でないために、適切に治療されていないケースが多いことが推察される（**表1**）。

●痛覚変調性疼痛（図2）

痛覚変調性疼痛とは、日本疼痛学会などの疼痛の専門8学会の合議により2021年に新たに分類された、侵害受容器を異常に興奮させるような神経の損傷や、その周囲組織へのダメージ、神経伝導路の異常がないにもかかわらず、疼痛の知覚異常・機能の変化によって生じる疼痛であり、とくにここで大きくかかわってくるのが下行性疼痛抑制系である。下行性疼痛抑制系には心理状態が大きく影響す

表❶　侵害受容性疼痛と神経障害性疼痛の臨床的特徴の違い

		侵害受容性（炎症性）疼痛	神経障害性疼痛
陽性症状／徴候	傷害部位の自発痛	あり	あり
	侵害温熱刺激に対する痛覚過敏	頻度が高い	稀にある
	冷刺激に対するアロディニア	稀にある	頻度が高い
	圧刺激に対する感覚閾値の低下と痛覚過敏	基本的にない	しばしばある
	体性感覚刺激の後に、その刺激感が続くこと	稀にある	しばしばある
	特徴的な自覚症状	ズキズキする疼痛	発作痛、灼熱痛
	傷害部位よりも広がる疼痛	基本的にない	基本的にない
陰性症状／徴候	傷害神経領域の感覚障害	なし	あり
	傷害神経領域の運動障害	なし	しばしばある

る。心理的な落ち込みや不安、社会的な問題など、直接疼痛に関係ないマイナスの情動があると、脳内ドパミン放出量が減少し、下行性疼痛抑制系がうまく働かなくなる。

　これらの経路は、悪循環を引き起こす。疼痛に対してネガティブに考える人は、それによって恐怖、不眠、不安が出現し、疼痛に対する警戒心・回避行動から、うつや筋力低下、関節可動域の低下などを引き起こす。それによりさらに疼痛が増すという。逆に疼痛を感じても、不安や恐怖があまりない場合は、軽快・回復しやすいとされている。このような患者に対しては、できるだけポジティブな考え、思考をするように指示することも痛覚変調性疼痛治療には重要である。

疼痛治療の難しさ

　疼痛の管理には、基本的に薬物療法を用いる場合が多いと思われる。そのためには、疼痛の病態（発症機序）を考えることが重要である。しかしながら、疼痛の病態は必ずしも単独で存在するわけではなく、ほとんどの場合重複して存在す

ることを考慮する必要がある。

　臨床現場で訴えられる患者の疼痛や、疼痛に関連した行動を適切に理解するためには、つねに心理社会的修飾があると考え、個々の慢性疼痛患者が抱える問題点を独立的に評価することが必要である。

【参考文献】

1）森脇克行，大下恭子，堤 保夫：ICD-11時代のペインクリニック─国際疼痛学会（IASP）慢性疼痛分類に学ぶ．日本ペインクリニック学会誌，28(6)：91-99，2021.

2）福井正義，小野尊睦，古川哲夫，大野暉八郎，山田重樹，寺井康祐：抜歯後疼痛に関する調査．日本口腔外科学会雑誌，19(3)：731-736，1970.

3）James P Lund, Gilles J Lavigne, Ronald Dubner, Barry Sessle：口腔顔面痛　基礎から臨床へ．クインテッセンス出版，東京，2001：65-70.

4）James P Lund, Gilles J Lavigne, Ronald Dubner, Barry Sessle：口腔顔面痛　基礎から臨床へ．クインテッセンス出版，東京，2001：83-92.

5）村岡 渡：口腔領域の神経障害性疼痛の診断と薬物療法．日本口腔外科学会雑誌，2021.

6）住谷昌彦：内科医が知っておきたい疼痛の病態．日内会誌，(108)：2070-2076，2019.

7）加藤秀人：炎症性疾患(1)　炎症とは．東京医大誌，90(1)：1-13，2020.

8）猪狩裕紀，牛田享宏：慢性疼痛のメカニズムとアセスメント．日本リハビリテーション医学会誌，58：1216-1220，2021.

2 術前の準備と説明、抜歯に伴う偶発症と併発症

大熊里依 — Satoe OKUMA
島根大学医学部　歯科口腔外科学講座

> **本項のポイント**
> 本項では、「抜歯後疼痛」は必ず起こり得る併発症として、または一定の確率で起こり得る偶発症に起因するものであり、それらに備えるための術前準備の重要性と、大切なインフォームド・コンセントについて解説しています。
> （管野貴浩）

　抜歯に限らず、すべての外科処置は、準備に始まり準備に終わる。準備を怠らずに臨めば、トラブルを防げるだけでなく、トラブルが起きた際にもリスクの少ない対応と対処が可能となる。

　本項では、抜歯に際して、必要な準備と説明、抜歯に伴う偶発症・併発症について詳説する。

 ## 確実な問診で全身状態を把握する

　患者が問診票を記入したら、患者と一緒に確認する。既往歴、手術や入院歴、アレルギー（食物、接触、薬物）などの情報をまとめておくとよい。長期間通院している患者であっても、定期的にお薬手帳などを確認し、内服薬の変更がないか、体調に変化がないかを聴取する。とくに、ビスフォスフォネート系製剤やデノスマブなどでは、静脈注射や皮下注射での投与を受けており、お薬手帳に載っていない薬を使用していることもあるため、注意が必要である。

また、患者本人から問診ができない場合は、必ず家族やつき添いの方から話を聞く。時には、かかりつけ医療機関への診療情報提供の依頼を行い、返事を待ってから処置を計画する。なかには無自覚、未治療の全身疾患を有する場合もあり、このような患者は最もリスクが高くなるため、確実な問診を心がける必要がある。聴取した既往歴や内服薬などについて、臨床でどのように気をつけなければならないかは後述する。

　また、全身状態の把握のために、普段からバイタルサインの計測は確実に行えるように訓練しておく。緊急の場合に備えて、スタッフも含めて一次救命処置についても正しい技術を習得し、緊急対応時のマニュアルを準備しておくとよい。普段からかかりつけ医や救急病院との連携を行うなど、環境整備が大切であり、口腔外科（歯科口腔外科）が設置された病院であればなお心強いだろう。とくに注意を要する疾患・内服薬について、以下に詳説する。

１．循環器疾患を有する

　循環器疾患については、医科主治医と連携することが必須である。心筋梗塞などでは、発作の発症時期、不整脈の病態と治療や投薬内容、ペースメーカー装着の有無などの、患者の状況を把握する。6ヵ月以内に狭心症発作がある患者に対しては、再梗塞のリスクが高く、不安定狭心症への移行の可能性もあるため、抜歯など外科処置は原則禁忌であり、慎重に判断すべきである。

　よく知られたバイアスピリン、クロピドグレルといった抗血小板薬やワルファリンカリウムに代表される抗凝固薬に加え、ダビガトランエテキシラート（プラザキサ®）、リバーロキサバン（イグザレルト®）、アピキサバン（エリキュース®）、エドキサバン（リクシアナ®）などの直接作用型経口抗凝固薬が使用開始となった。キレがよく、食品の影響を受けず、薬物相互作用が少なく定期的なモニタリングが不要で使い勝手がよい薬のため、広く応用されている。

　抗血栓療法患者における抜歯のガイドラインに準じて、原則、抗血小板薬、抗凝固薬は休薬させず継続下にて手術を行う。出血に対しては、単純抜歯であっても縫合を行う、止血シーネを準備する、歯周包帯などを併用するなど対策し臨むべきである。また抜歯中は、疼痛やストレスを軽減させるよう配慮し、血圧や心

電図波形に変化がないかをモニタリング下に行うことも、出血を最小限にするためには重要である。

2．脳血管障害を有する患者

血圧の管理、モニタリングなど、基本的な注意事項は循環器疾患と同様である。内服薬は休薬せずに処置し、出血が多い場合は前述のように出血に対する準備のうえで処置を行うべきである。

脳血管障害発症から6ヵ月以内は脳血管障害を再度発症する確率が高いため、抜歯は極力避けるか、かかりつけ医や各医療機関と連携し加療にあたらなければならない。また、心房細動などの心疾患が脳血管障害を引き起こす心原性脳梗塞もあるため、重ねて注意が必要である。

3．代謝・内分泌疾患を有する患者

糖尿病は、内分泌疾患の主たる疾患であり、易感染性、創傷治癒遅延などの問題となるため、処置に際しては、治療状態、コントロール状態、内服薬やインスリン注射の有無を把握する。HbA1cは過去1〜2ヵ月の長期的な血糖状態の指標であるが、抜歯について明確な基準は示されていない。

ただし、歯周外科処置についてはおおむね7％未満にコントロールされていることが手術適応の参考値として示されており、コントロール不良である場合は手術を延期し、かかりつけ医に対診すべきである。

4．骨粗鬆症・がんの骨転移に対して骨吸収抑制薬を注射・内服している患者

骨吸収抑制薬は、破骨細胞の働きを抑制することにより骨吸収を阻害する薬剤で、骨粗鬆症患者および骨転移を有するがん患者の治療に広く用いられる。がんに対する治療薬としての骨吸収抑制薬は、骨粗鬆症に対する治療薬のそれよりも、用量・使用頻度が高く、その効果は絶大である。

ビスフォスフォネート系製剤を注射・内服中の患者に難治性の顎骨壊死（Bisphosphonate-Related Osteonecrosis of the Jaw：BRONJ）が発生することが報告されてから、すでに20年近くが経過した。ゾレドロン酸、ミノドロン酸をはじめとするビスフォスフォネート系製剤、デノスマブなどの薬剤による骨髄炎・顎骨壊死の発生頻度は、3.6〜33.3％とわが国のポジションペーパーにある。この

ような薬剤関連顎骨壊死の治療法として、抗菌薬の投与や洗浄、腐骨除去などの保存的加療、進行症例では顎骨の切除術を要する。骨吸収抑制薬の休薬については、各種臨床研究報告から、休薬のメリットは何ら示されず、リスクに関して患者および家族に十分な説明と同意を得て、現状では休薬を行わずに抜歯などの手術を行うことが多い状況にある。

当科においても、かかりつけ歯科および処方医療機関と連携し、ビスフォスフォネート系製剤の休薬は、原則行わない。術前の抗菌薬の点滴での投与と、抜歯窩を完全に閉創し、術後も厳重な経過観察を継続して上皮化を確認してから、その後の治療を実施している。

 ## X線画像での評価

難しい抜歯では、歯の形態、とくに根の本数や骨との癒着の有無を術前に評価することが大切である。デンタルX線写真、パノラマX線写真、歯科用コーンビームCT（CBCT）など、さまざまなX線画像評価を的確に利用し、正確に歯およびその周囲組織の解剖学的な形態の確認に努めるべきである。

Winter分類・Apex分類・Pell-Gregory分類（**図1**）は、とくに智歯抜歯の際には知っておきたい分類法である。パノラマ画像をもとに、下顎埋伏智歯の水平的・垂直的位置を下顎骨、第2大臼歯を基準に規定した埋伏歯の分類である。ClassとPositionが上がるほど、抜歯の難易度は高くなる。

また、3次元的なイメージには、CBCTが有用である。医科用CTと比較して、CBCTは解像度（空間分解能）が高く、被曝線量が少なく、撮影時間が短いという利点があり、導入されている先生も多いと思われる。欠点としては、CT値が適応できないこと、撮像範囲が狭いことであるが、3次元画像を活用した診査・診断により下顎管やオトガイ孔の位置、上顎洞との位置関係など、撮像範囲内の情報を把握することで、リスクを予測し、回避に応用できるツールである。

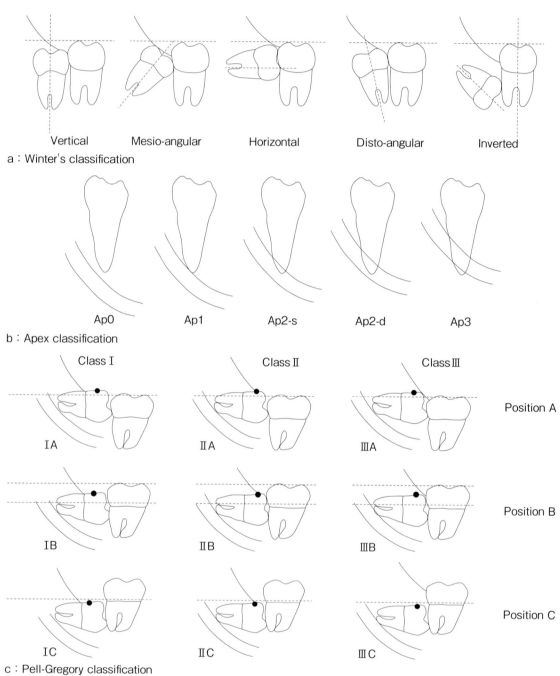

a：Winter's classification
b：Apex classification
c：Pell-Gregory classification
図❶　埋伏智歯抜歯の難易度評価（参考文献[8]より引用改変）

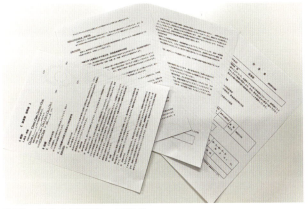

QRコードより説明書・同意書のPDFがダウンロードいただけます

図❷　抜歯の説明書・同意書

 ## 治療前の説明

　訴訟となり得る抜歯後のトラブルの多くは、智歯抜歯に伴う神経損傷・麻痺・知覚鈍麻などの後遺症の発生、不必要な抜歯か否か、抜歯後の痛みの処置である。抜歯の際の麻酔で死亡した事例もあり、麻酔に対しては細心の注意を要する。

1．説明書と同意書

　当院の普通抜歯の説明書・同意書では、全4ページにわたって処置の方法や起こり得る偶発症・合併症を網羅的に記載しており、抜歯の難易度によって図示しながら説明を行っている（**図2**）。

　患者がイメージしやすい平易な言葉で、時間をかけて説明を行う。不安を煽る説明は避けるべきだが、抜歯に伴うリスクや偶発症については患者の理解を得たうえで、同意を確認する。インフォームド・コンセントの観点からいえば、処置を行う当日ではなく、事前に処置について説明を行い、患者が理解し納得する時間を設ける。実際には難しいことも多いが、必ず説明の最後に、「聞き逃したことはないか」、「質問はないか」などと理解度を確認し、カルテに記載する。

　当院では、病院規定により、説明書・同意書は自署のうえでコピーをとり、患者にも控えとして渡している。このように見返すことができるように資料を渡

ておく。こうすることで、患者が抜歯の必要性や手技などを理解できるようにし、さらに書類に明記しておくことで、抜歯部位間違いなどのトラブルを防ぐことにも繋がる。

2．術前に伝えるべきこと

当日の飲食や、いつも飲んでいる薬の服用は、処置に支障がない場合がほとんどである。数日前からの内服方法の変更や、処置前に抗菌薬を使用する場合は、先に説明する。また、歯の部位や本数、周りの骨の状態にもよるが、ある程度の処置予定時間を伝えておく。

次に、創部の感染を防止する目的で抗菌薬を一定の期間使用することを説明し、アレルギーなどで継続困難となる場合を除いて、処方どおり飲み切ってもらうよう伝える。併せて、疼痛をやわらげるため、鎮痛薬を処方することも伝えておく。

術後の出血は清潔なガーゼを圧迫することで対処すること、創部を舐めると味がする程度、唾液に混じる程度の出血が、翌日まで起こり得ることを説明しておく。

必要に応じて、周辺の粘膜の切開や周囲の骨削除を行うことがある。また、抜歯部位の状況を確認するために、処置中にX線撮影を適宜行う可能性を説明しておく。

歯肉切開や骨削除を伴う抜歯では、創部周囲の軟組織の腫脹や熱感を生じ、腫脹による開口障害を来す場合があることを伝える。このような場合には、数日間は通常の食事を摂ることが困難になる、また、抜歯後に発熱や倦怠感などを認める場合もあり、処置当日は激しい運動や長風呂は避けて、安静にするように指示する。

通常は治療後2週間で粘膜が傷を覆う形で治癒する、と伝える。傷の感染が生じた場合には抗菌薬の服用の延長や、ドライソケットなどを生じた場合、再掻爬・洗浄処置を行うこともある旨を伝える。また、喫煙が抜歯窩治癒不全を惹起するため禁煙を促す。

3．中止の判断もあり得る

また、患者が治療に同意し、治療を受けることを希望しても、治療前に歯科医

師の判断により中止や延期となる場合があることを説明しておく。具体的には、治療を行う体力（耐術能）がないと判断された場合や、治療に必要な薬の服用もしくは中断を忘れた場合、治療機器のトラブルなどである。さらに、治療中でも歯科医師の判断で中止となることもある。たとえば、併発症のためこのまま治療を継続することが生命に危険を与える可能性があると判断される場合などである。

治療に伴う併発症の危険性とその発生率、発症時の対応

　併発症には、周辺組織の損傷と全身状態の変化に由来するものがある。周辺組織の損傷としては、抜歯する歯の周辺の歯・粘膜・皮膚・骨・神経・血管などの損傷がある。

●歯

　抜歯対象となる歯の上下や前後の歯への器具の接触によって、補綴物脱離などの可能性がある。同じ理由によって、一過性に周辺の歯が「浮いたような感じ」を生じる、知覚過敏を起こすことがあり、また、抜歯した歯の遺残の可能性がある。

●粘膜・皮膚

　周辺の粘膜・皮膚に器具が接触するため、挫傷もしくは裂傷が生じ得る。唇への圧迫によって生じた擦過傷では、一過性に皮膚の変色が残ることがある。

●骨

　周辺の骨の薄い部分が折れたり、もしくは骨に最初から穴が開いていたりした場合には、その部分から歯の一部が深部の組織に入り込んでしまうことがある。また、過度のうがいを行った、もしくは持続する炎症が抜歯部にあった場合などには、早期に血の塊が傷から取れてしまうドライソケット状態になり、持続的痛みを生じることがある。ドライソケットは、全抜歯の0.9〜3.2％に発生するとされる。

●神経

　下顎臼歯の抜歯では、下歯槽神経と舌神経、頰神経、オトガイ神経への影響が

考えられる。大部分の神経の損傷は抜歯処置中の圧迫によるものとされ、ほとんどが自然に治癒するが、ごく稀に神経麻痺などが永久に残ることがある。比較的神経損傷が生じる可能性が高い智歯抜歯において、国内の報告では下歯槽神経の損傷発生頻度が0.6%、舌神経で0.1%とされ、海外の報告では、一過性の下歯槽神経麻痺の発生頻度が1.2%、永久に残る麻痺が0.2%とされる。

● 血管

抜いた歯の周辺組織の状態や、日常的に内服されている薬の種類によっては、抜歯窩からの出血が持続することがあり、同日中に止血処置が必要になる場合がある。全体の2%に起こるとされる。また内出血のため、顔面や首筋の皮膚が紫や黄色に変色することがあるが、2週間程度で自然治癒する。

● 菌血症・敗血症

抜歯などの出血を伴う処置やう蝕・歯周病の放置によって細菌が血流に侵入し、一時的に菌血症となる。抜歯後には80%程度が菌血症になるといわれている。健康な人では重症化しないことが多いが、重症化した場合は敗血症になり、発熱・急激な血圧低下により生命にかかわることもある。抜歯後菌血症の2%程度が敗血症に移行するといわれる。そのため、患者の状態に合わせて、術前後の抗菌薬の使用も検討する。

● 全身的併発症

過度の緊張による過換気症候群や、局所麻酔薬によるアナフィラキシーショック、血圧・血糖値の著しい変動などがある。このような反応が予想される場合には、治療時に血圧や心電図、体の酸素濃度を測る装置をつけることにより発生の予防に努めるとともに、発生時の迅速な対応を可能とする。

そして、これら併発症に十分精通した歯科医師が治療にあたっており、仮に併発症が生じた際にはすみやかに対処を行うことを患者に説明する。また、併発症により生じた医療行為に対しては当院からの補償はないことを説明しておく。

● 治療が中断・中止となった場合

治療が不成功または中止となった場合の他の対処法、または代替の治療法については、その理由により異なるが、後日、再抜歯を行うか、経過を観察とする。

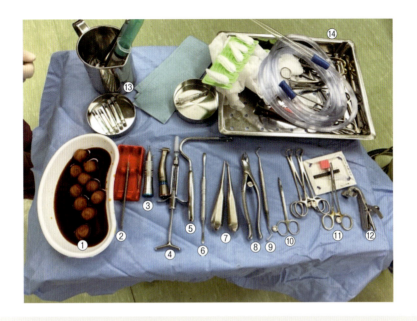

①消毒液（ポビドンヨードを希釈したもの）　②メス　③ストレートコントラ・5倍速
④局所麻酔　⑤舌圧子　⑥剥離子　⑦ヘーベル（直4、曲3）　⑧ユニバーサル鉗子
⑨鋭匙　⑩眼科剪刀　⑪持針器と縫合糸（吸収性糸）　⑫開口器　⑬洗浄用の生理食塩水・シリンジ・摂子　⑭吸引

図❸　当科で使用している抜歯セット

体力がなく治療できないと判断された場合は、歯を抜かないで対症的な治療を行うこととなる。

　なお、併発症は通常どおりに検査や治療が行われていても、ある一定の頻度で起こり得ることであり、医療過誤との同意語ではない。

 ## 手術器具の準備

　手術器具は、基本的に使用する順番に並べて準備しておくとよい。メスや縫合針、バーなどの鋭利な器具は、術者や介助者がよく見えるように置くことで危険を回避することにも繋がる。

清潔な器具を準備することはもちろん、さらに清潔な操作が大切である。清潔・不潔の領域を意識して分けると、創感染・院内感染を予防できる。

　当科で用いている、手術室での抜歯セットを**図3**に示す。これらに追加して、鉗子などを追加する。追加の局所麻酔やガーゼ、根尖が折れてしまった場合のルートチップなど、事前の画像検査を踏まえ、起こり得ることを想定して準備し、すぐに術野に必要な器具が出せるよう、近くに準備をしておく。

●

　「たかが抜歯、されど抜歯」。

　このようにわれわれ臨床医は、抜歯に際して周辺関連知識を熟知していることが必須である。処置に際しては細心の注意を払わなければならないのはもちろんであるが、事前の準備と説明が十分であれば、術者にも心のゆとりが生まれ、落ちついて処置ができるようになる。

【参考文献】

1）Pell GJ. And Gregory BT: Impacted mandibular third molars : classification and modified techniques for removal. Dent Digest, 39: 330-338, 1933.
2）日本有病者歯科医療学会，日本口腔外科学会，日本老年歯科医学会：科学的根拠に基づく抗血栓療法患者の抜歯に関するガイドライン <2015年改訂版>．学術社，東京，2015.
3）中谷　敏，芦原京美，他：感染性心内膜炎の予防と治療に関するガイドライン（2017年改訂版）．2017.
4）顎骨壊死検討委員会：骨吸収抑制薬関連顎骨壊死の病態と管理：顎骨壊死検討委員会ポジションペーパー．2023.
5）大熊里依，管野貴浩：最も難しい抜歯とは－注意が必要な観血処置の最新情報－．季刊 歯科医療2022年冬号，第一歯科出版，東京，2022.
6）管野貴浩，森 一将，新名主耕平（編）：口腔外科のスタートライン　開業医が押さえておきたい基本手技．47(10)，2022.
7）管野貴浩，助川信太郎，古木良彦：難抜歯を安全に行うため術前に必要なこと（特集 安全に，そして上手に行う難抜歯：患者の全身状態の術前評価と埋伏歯・残根の抜歯のポイント）．日本歯科評論，東京，2019.
8）Yoshida K, et al:Comparison between the prophylactic effects of amoxicillin 24 and 48 hours preoperatively on surgical site infections in Japanese patients with impacted mandibular third molars: A prospective cohort study. Journal of Infection and Chemotherapy, 27(6)：845-851, 2021.

3 麻酔の効かせ方と難抜歯・残根抜歯

辰巳博人 —— Hiroto TATSUMI ——
島根大学医学部　歯科口腔外科学講座

本項のポイント

本項は、抜歯後疼痛を起こしにくい、確実な麻酔方法と抜歯術の手技にフォーカスした内容です。つねに、低侵襲で全身にも局所にも配慮した抜歯術を心がけることが肝要です。　　　　　　　　　　（管野貴浩）

 麻酔の効かせ方

　トラブルを最小限に抑え安全な抜歯を実践するためには、患者に痛みとストレスを与えずに手術を行うことが重要である。この配慮を怠ると、内因性カテコラミン（内因性のアドレナリン）が体内で産生され、循環・呼吸・代謝系のすべてに負の作用をもたらし、トラブルへの大きなリスク因子となる。そのため痛み・ストレスの少ない、与えない確実な局所麻酔が求められる。

1. 局所麻酔を行う前に

　現実的には、局所麻酔では注射針刺入の際に患者にかなりの痛みを与えている。局所麻酔の痛みには3段階あり、粘膜への注射針刺入時、注射針を標的部位まで進めるとき、麻酔薬の注入時とされる。局所麻酔の痛みを最小限にするために、表面麻酔（**表1**）や極細の注射針（**図1**）、歯科麻酔用電動注射器を使用するなど、種々の工夫を行うのも一つの手である。

　また、使用する麻酔薬も適切に選ぶ必要がある。どれくらいの麻酔の持続時間が必要か、出血のコントロールが必要か、選んだ麻酔薬が患者にとって禁忌ではないかなどである。とくに血管収縮薬（アドレナリン）が付与された麻酔薬を用いることで、麻酔薬の持続時間の延長や麻酔薬の使用量軽減などが期待できる。

表❶ 日本における表面麻酔の種類（深山治久：歯界展望別冊　トラブルを起こさない局所麻酔．医歯薬出版，2014．より引用改変）

一般名	商品名	濃度	性状
アミノ安息香酸エチル	ジンジカインゲル	20%	軟膏
	ハリケインリキッド歯科用	20%	溶液
	ハリケインゲル歯科用	20%	軟膏
	ビーゾカイン歯科用ゼリー	20%	ゼリー
	プロネスパスタアロマ	10%	軟膏
	ネオザロカインパスタ	25%	軟膏
リドカイン塩酸塩	キシロカインビスカス	2%	溶液
	キシロカインポンプスプレー	8%	溶液
テトラカイン塩酸塩	コーパロン歯科用表面麻酔液	6%	溶液

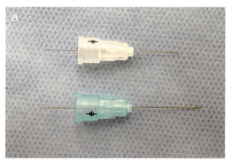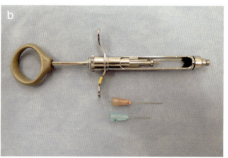

図❶　a：局所麻酔針（上：33G、下：30G）。b：伝達麻酔用の注射筒と27G／30mmの注射針（上）

表❷　収縮期血圧とアドレナリン含有局所麻酔薬投与量の目安（参考文献[2]より引用改変）

収縮期血圧	局所麻酔
180mmHg 以上	投与しない
160〜179mmHg	8万倍アドレナリン含有2%リドカイン0.9mL
140〜159mmHg	8万倍アドレナリン含有2%リドカイン1.8mL
140mmHg 未満	8万倍アドレナリン含有2%リドカイン3.6mL

しかし、高血圧や心臓疾患、低カリウム血症の患者では慎重な投与が求められる（表2）。

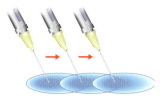
図❷ 局所麻酔の刺入点のイメージ（堀之内康文：必ず上達抜歯手技．クインテッセンス出版，東京，2014より引用）

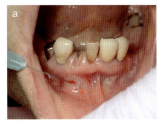 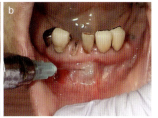
図❸ 広い範囲に麻酔を行う場合には、最初の麻酔（a）が効いている範囲に次の注射を行う（b）

2．浸潤麻酔の手技

　まずは注射針の刺入時の疼痛を軽減するために表面麻酔後に行う。その後、浸潤麻酔は予定した抜歯部位の可動粘膜・歯肉頰移行部の根尖相当部に針を刺入し、ゆっくりと麻酔薬を注入する。このとき、広範に麻酔を奏効させるためには、最初に注入して効いている範囲内に次の刺入点を求める（図2、3）。

　そして、唇側または頰側の傍骨膜・骨膜上での麻酔を行い、麻酔の効きと時間経過を見ながら深部の骨膜下へゆっくりと麻酔を行う。

　次に、歯槽骨頂や歯頸部、歯間乳頭部など歯冠側歯肉部にゆっくりと麻酔を追加する。続いて舌側または口蓋側にも、同様の順序で麻酔を注入する。抜歯中に疼痛発生の可能性が少しでもあれば、歯根膜腔への追加注射や、歯冠分割後であれば歯髄露髄部への麻酔を追加する。

痛みやしびれ、抜歯後併発症が残らない抜歯術

　歯科医師にとって抜歯は最も基本的であり、身近な外科手技といえる。処置が始まる前にトラブルと成り得るシチュエーションを想像・把握し対応しておくことで、痛みや出血がなく、短時間で、術中・術後のトラブルを招くことなく終えられる抜歯が、上手な抜歯といえる。

1．スムーズな抜歯を可能にするには

　口腔内は限られたスペースのなかに、とくに解剖学的に重要な神経や血管が近

接するため、手術を安全かつ確実に行うためには的確な術野の確保と明るい術野環境が不可欠である。的確な術野を確保することで、自ずと正しい姿勢をとることができる。患者の体位や頭位、角度を調整し、さらに的確な術者の位置をとることで確実な手術操作が可能となる。

そして、すべての外科処置は愛護的に行わなければならない。無理な姿勢や力のかけ方は思わぬ偶発症を引き起こしかねない。ヘーベルの滑落による軟組織の損傷、歯根や周囲歯槽骨の破折、歯の分割時の歯科用切削器具による歯周組織のダメージは、術後の疼痛や出血を引き起こしかねない。粘膜骨膜の切開・剥離・翻転、歯冠・歯根分割や骨削除に至るまで、一連の操作を通してつねに愛護的操作を行うことで、術後も良好な経過を得られる。

また、すぐに術野に必要な器械が出せるよう、近くに必要な物品の準備をしておく。とくに患者が疼痛を訴えたときの追加の局所麻酔、予期せぬ血管損傷による出血などへの対応としてガーゼや電気メス、血管把持用のモスキートペアン、根尖が折れてしまった場合のルートチップなど、事前の画像検査を踏まえ、起こり得ることを想定し準備しておくことが望ましい。偶発症発生時には迅速な対応が求められるが、いざというときに慌てないように日ごろからスタッフの指導・教育は重要である。

加えて、器具の滅菌と清潔・不潔領域を分けることを心がけ、清潔操作を意識することで、創の感染や院内感染を予防できる。

2. 難抜歯とは

「難抜歯」の学術的定義は極めて曖昧である。抜歯が困難となる因子については、①抜歯する歯自身および周囲組織の状態から生じる場合、②術者と患者双方に関連する場合に大別される。①②を含めたものが広義の難抜歯、①のみを狭義の難抜歯とする。

つまり、歯の植立状態により粘膜切開や骨削除、歯冠・歯根分割などの手技を必要とする抜歯となる。

3. 難抜歯の実際

切開線は骨欠損のない正常骨面に設定し、予定する骨削除量より大きく骨面を

露出し、十分な視野を得る。粘膜骨膜弁の剝離翻転には骨膜剝離子を用い、歯頸部側から歯肉頬移行部に向けて行うと剝離しやすい。加えて周囲組織を挫滅させないよう丁寧に行うことが肝要である。例として複数根、根彎曲の分割抜歯症例を供覧する（図4a〜h）。

　骨削除は最小かつ必要な大きさ・形態とすることが必要である。一般的には唇側、頬側の歯槽骨にグルーブを形成する。このとき、あまり大きく骨削除を行うとヘーベルを機能的にかけることができなくなるため、注意が必要である。使用器具は骨ノミ、タービン、ストレートコントラなどがあるが、タービンは皮下気腫の原因となることもあるため、筆者らはストレートコントラとスチールバーを使用している。

　歯の傾斜による隣在歯との干渉、複数根や根の彎曲を伴う歯の場合には、歯冠・歯根の分割が必要となるときがある。分割時には口蓋側・舌側の歯槽骨や粘膜を損傷しないよう4/5程度までに留めておく。分割面にヘーベルを入れ、わずかな回転運動で分割する。

　抜歯後は、抜歯窩をよく観察し、歯冠、歯根、バーの破折片の残存、舌側皮質骨の損傷の有無、下歯槽神経の露出の有無、出血部位を確認する。残った不良肉芽を搔爬し取り除くことで、抜歯後出血を防ぐことができる。その後、ヘーベルや鉗子を応用して歯を抜去する。十分に洗浄し、基本は出血をさせないことを目的として、抜歯窩は閉鎖を行う。

4．残根抜歯の実際

　残根抜歯も、予想外に時間がかかったり侵襲が大きくなったりするものである。理由として、歯肉縁上の歯質が少なく軟らかいため、鉗子やヘーベルといった器具を機能的に作用させることができない。また、歯根が歯肉に覆われることにより直視下で操作ができず、加えて歯根膜腔の狭小化によりヘーベルが入りにくい（図5a、b）。さらに、歯根自体が肥大したり彎曲していることがある。

　このような悪条件下で無理な力を加えることによって、周囲歯槽骨の破折やヘーベルの滑落による軟組織の損傷を招くこととなる。術者の予想どおりの抜歯を展開するために、歯質と歯根膜を明示下に置くこと（図5c、d）、歯根と歯槽骨

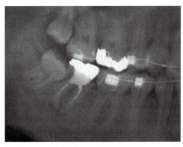
図❹a ７｜根尖に透過像があり、抜歯適応である。遠心根は彎曲している

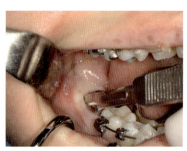
図❹b 歯周靱帯をNo.15メスで切離することで、以降の分割をスムーズに行える

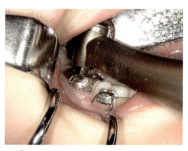
図❹c ゼックリアバーを用いて、先端が根分岐部に達するように分割を行う。とくに根ではなく中隔を含めて削るように行うと、その後の脱臼操作が行いやすい

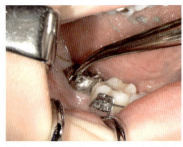
図❹d 分割面にヘーベルを挿入し歯を分割するが、このときに強い力が必要であれば切断が不十分である

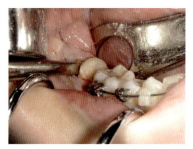
図❹e 分割しスペースのできた近心側を利用して、根の彎曲の方向を考慮し、倒すように歯の遠心にヘーベルを挿入して脱臼させる

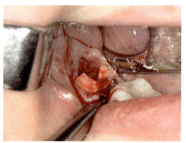
図❹f 残った近心根は、遠心側に倒すようにヘーベルをかけて抜去する

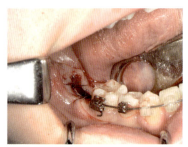
図❹g 歯冠・根の切削片や破折片の遺残がないことを確認し、十分に掻爬・洗浄を行って創を縫合閉鎖する

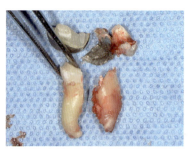
図❹h 抜歯した７｜。遠心根の彎曲は破折することなく抜去できている

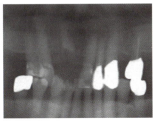
図❺a 2|は周囲歯槽骨縁下に残根状態で存在していることがわかる

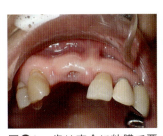
図❺b 歯は完全に粘膜で覆われている

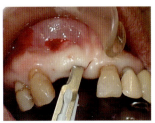
図❺c 被覆している歯肉をNo.15メスで切開する

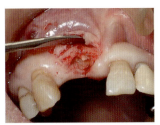
図❺d 粘膜骨膜弁を剝離。翻転し歯を明視下に置く

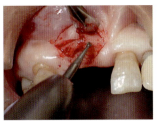
図❺e ラウンドバーを用いて近心隅角にグルーブを形成する。このとき、切削するのは歯ではなく、周囲の歯槽骨を削ることが重要である

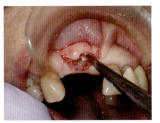
図❺f 形成したグルーブにヘーベルを挿入し、脱臼を試みる

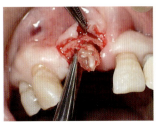
図❺g 一方向のみからの操作で脱臼が困難な場合は、形成したグルーブと対側にヘーベルを挿入し、脱臼を試みるのも有効である

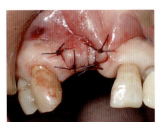
図❺h 本症例はアレンドロン酸を内服中のため、粘膜骨膜弁に減張切開を加えて完全閉創する

の間にグループを形成すること（**図5e～g**）、それでも抜歯が困難な場合は歯根を分割するなど適切な対応を行うことが、結果として侵襲を小さくでき、偶発症発祥の予防、術後の疼痛、出血などを抑制できる。

とくに近年では、薬剤性顎骨壊死が抜歯に伴う偶発症として問題となっている。骨粗鬆症に対する投薬治療といった既往を有する場合は、抜歯窩は完全閉創とすることで感染を予防するなど適切な対応を心がける（**図5h**）。

 ## まとめ

とにかく無痛処置で、患者のストレスを小さくして行うことを原則とする。局所麻酔にしても抜歯にしても、的確な処置のイメージをもち、必要な準備を行うことが重要である。間違っても「もう少しですから頑張ってください」などと疼痛を我慢させる声がけをしてはならない。そのような声がけはストレス負荷を上昇させ、トラブルの原因になる。

また、抜歯に際して、とくに残根など小さな歯を抜くときには、侵襲を大きくしたくないという術者側の心理的要因が働き、適切な操作（歯肉切開や骨削除など）を回避しようとすることがある。残根抜歯でも難抜歯にしても、粘膜を切らない、骨を削らないことが、必ずしも低侵襲ではないと理解しなければならない。

【参考文献】
1) 管野貴浩, 助川信太郎, 古木良彦：HYORONブックレット「難抜歯術」. ヒョーロン・パブリッシャーズ, 東京, 2019.
2) 岩永 譲, 嘉村康彦, 田中 毅：エビデンスと解剖に基づいた臨床歯科麻酔学. 医歯薬出版, 東京, 2020.
3) 管野貴浩, 今村栄作：智歯難抜歯術の術前診断と処置, 手技の実際1. 術前の準備と診断, 麻酔. 日本歯科評論, 73(10)：97-103, 2013.
4) 大熊里依, 管野貴浩：季刊・歯科医療「特集・抜歯　注意を要する観血処置の最新情報5．最も難しい抜歯とは―注意が必要な観血処置の最新情報―」. 36（1）：43-56, 2022.

4 抜歯後の薬剤投与の最適解とは？

小池尚史 —— Takashi KOIKE ——
雲南市立病院 歯科口腔外科

本項のポイント

本項では、抜歯に伴う薬剤投与をテーマとしています。抜歯に際しては、抗菌薬や鎮痛薬の処方が必要となりますが、これには各種治療指針等を遵守することが大切です。また、全身疾患を有する患者も多く、適切な投与への配慮も重要となります。薬剤投与に関して現状の確認となりましたら幸いです。 （管野貴浩）

歯科・口腔外科臨床では、一般的に抗菌薬や鎮痛薬が処方されることが多い。とくに抜歯を行う際には、術後の感染症予防のために抗菌薬が、鎮痛目的に鎮痛薬が投与される。筆者は口腔外科を専門とする歯科医師として、患者ごとにリスクとベネフィットを考えた処方を心がけている。

本項では、抜歯後の薬剤投与の最適解として、抗菌薬と鎮痛薬の考え方について解説する。また、安全な抜歯を行うために静脈内鎮静法などが併用されることもあるため、そこで使用される薬剤の特徴についても紹介する。

 抗菌薬の考え方

1．歯科・口腔外科臨床での抗菌薬投与とは？

抗菌薬投与の目的は、「感染症治療」と「感染予防」に分けられる。今回は抜歯における周術期での薬剤投与ということで、「感染予防」としての抗菌薬投与について解説する。

わが国では、抗菌薬に関する統一的な指針として、2016年4月に「術後感染予防抗菌薬使用のための実践ガイドライン」が発刊され、2018年3月には「感染性

心内膜炎の予防と治療に関するガイドライン2017年改訂版」が発刊された。昨今、国際的に薬剤耐性（Antimicrobial Resistance：AMR）も問題視されており、抗菌薬の予防投与に関してはガイドラインに基づいた使用が望まれる。

2．どのような抗菌薬を選択すべきか？

感染予防としての抗菌薬投与の目的は、手術部位感染（surgical site infection：SSI）の制御である。つまり、対象となる細菌は手術野の常在菌であるため、抜歯では基本的に口腔連鎖球菌ということになる。

具体的な薬剤の種類は、経口薬であればバイオアベイラビリティ*の高いアモキシシリン（サワシリン®）である。また、アモキシシリンなどβ-ラクタム系抗菌薬のアレルギー患者には、クリンダマイシン（ダラシン®）が推奨される。ちなみに歯科臨床で使用されることの多い経口第3世代セフェム系抗菌薬（フロモックス®、セフゾン®、メイアクト®など）は、バイオアベイラビリティが低いため十分な効果が期待できず、現在の歯科・口腔外科臨床においてはAMRの観点からも使用を避けるべきである。

3．抗菌薬を投与するタイミングは？

感染予防の原則としては、抜歯開始の時点で十分な血中濃度と組織中濃度を得られることが重要であるため、経口では抜歯開始の1時間前の投与が望ましい。術前単回投与が推奨されているが、単純抜歯と埋伏抜歯では侵襲度が異なるため、その侵襲の程度に応じて術後の投与も考慮する。ただし、一般的に48時間を超えた抗菌薬投与は耐性菌を生じるとされているため、短期間での投与が望まれる。原則として、予防抗菌薬投与は48時間以内が推奨されている（図1）。

4．適切な投与方法は？

感染予防の投与であっても、感染症治療と同等の量を用いる。ただし、患者の年齢や全身状態を考慮して、その選択や投与方法を調整することが重要である。とくに注意すべき場合を以下に示すが、リスク評価が困難な場合には病院歯科・口腔外科などの高次医療機関と連携を図ることが望ましい。

＊バイオアベイラビリティ：生物学的利用率。薬物が全身循環に到達する割合

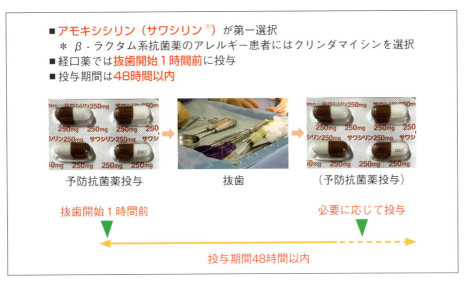

図❶ 予防抗菌薬投与のまとめ

①小児

　年齢や体重換算を基本として決定することが多い。また、抗菌薬の選択としてペニシリン系やセフェム系は適応となるが、ニューキノロン系やテトラサイクリン系は原則禁忌である。

②妊産婦

　妊娠中や授乳中であっても減量せずに必要量を投与すべきである。ペニシリン系やセフェム系、マクロライド系は比較的安全とされている。しかしながら、添付文書には慎重投与と記載されているため、筆者は母乳への移行量がわずかであり、比較的安全であることを患者に説明したうえで処方している。禁忌薬剤については、小児と同様と考えるとよい。

③肝疾患

　ペニシリン系やセフェム系、ニューキノロン系など腎排泄型の抗菌薬を選択する。マクロライド系やテトラサイクリン系など肝代謝型は避ける。

④腎疾患

　慢性腎不全や透析患者に関しては、腎機能に応じて1日量や投与間隔の調整を

表❶　抜歯術における予防抗菌薬投与の早見表

術式	下顎埋伏智歯抜歯	抜歯 （SSIリスク因子あり）	抜歯 （SSIリスク因子なし）
推奨される抗菌薬	AMPC （経口1回250mg〜1g） CVA/AMPC （経口1回375mg〜1.5g）	AMPC （経口1回250mg〜1g） CVA/AMPC （経口1回375mg〜1.5g）	予防抗菌薬の使用は 推奨しない
β-ラクタム系抗菌薬 アレルギーの場合	CLDM（経口）	CLDM（経口）	－
投与期間	単回〜48時間	単回〜48時間	－
推奨グレード	科学的根拠があり、 行うように勧められる	科学的根拠はないが、 行うように勧められる	－

- AMPC：アモキシシリン（サワシリン®）
- CVA/AMPC：クラブラン／アモキシシリン（オーグメンチン®）
- CLDM：クリンダマイシン（ダラシン®）

要することが多い。「薬剤性腎障害診療ガイドライン2016」などを参考に調整する。

⑤感染性心内膜炎予防

　「感染性心内膜炎（IE）の予防と治療に関するガイドライン2017年改訂版（JCS2017）」に従い、リスクの判断を行う。弁膜周囲に付着した細菌の再増殖は6〜8時間後に開始するとされており、経口薬であれば抜歯開始1時間前にアモキシシリン2gの投与が推奨されている。現在、抜歯を契機に感染性心内膜炎を発症した報告が多くなされており、われわれ歯科臨床医にとっては非常に重要であり注意を要する。人工弁置換術や先天性心疾患など、感染性心内膜炎リスクのある患者の抜歯では、積極的に病院歯科・口腔外科などの高次医療機関と連携を図ることが望ましい。

　また、抜歯術における予防抗菌薬投与について、下顎埋伏智歯抜歯・抜歯（SSIリスク因子あり）・抜歯（SSIリスク因子なし）に分け、ガイドラインを参考に簡略化し、**表1**に示す。なお、SSIリスク因子の詳細な説明は本項では控えるが、一般歯科開業医が日常診療で遭遇する可能性の高い患者の状態としては、BMI≧25、術前血糖コントロール不良（＞200mg/dL）、ステロイド・免疫抑制剤の使用、高齢者などが挙げられる。

鎮痛薬の考え方

1．歯科・口腔外科臨床での鎮痛薬投与とは？

抜歯後の疼痛は、抜歯される患者にとっては代表的な不安要素の一つである。そのため、可能なかぎり疼痛を除去する必要があり、疼痛の制御が不良であれば、患者の不信感に繋がることも少なくない。鎮痛薬は、抜歯後疼痛の緩解を目的として投与されるが、副作用を考慮した処方が望まれる。

ここでは、歯科医院で処方されることの多い鎮痛薬について、その使用における最適解を解説する。

2．歯科医院で使用されることの多い鎮痛薬の種類とは？

①非ステロイド性抗炎症薬（NSAIDs：Non-Steroidal Anti-Inflammatory Drugs）

シクロオキシゲナーゼ（COX）を阻害することで、鎮痛、解熱、抗炎症作用を発揮する。経口薬では代表的なものにロキソプロフェンナトリウム（ロキソニン®）やジクロフェナクナトリウム（ボルタレン®）などがある。点滴薬ではロピオン静注50mg®があり、生理食塩水50または100mLに溶解し、点滴静注を行う。高い鎮痛効果を認める一方で、胃腸障害や腎機能障害、出血傾向などの副作用を認める。

②アセトアミノフェン

下行性抑制系を活性化させることで鎮痛、解熱作用を発揮するため、NSAIDsとは作用機序が異なる。副作用が少なく比較的安全性が高いため、小児や妊産婦へ投与する際の第一選択となっている。

また、鎮痛効果はNSAIDsと同程度とされている。おもな副作用に肝機能障害を認めるため、長期間に及ぶ投与には注意を要する。経口薬ではカロナール®が代表的である。点滴薬ではアセリオ静注液®があり、1回300〜1,000mgを15分かけて点滴静注を行う。

3．どのような鎮痛薬を処方すべきか？

小児や妊産婦はもちろんのこと、副作用を考慮して、高齢者に対してもアセト

■ アセトアミノフェン（カロナール®）が第一選択

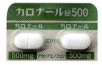 アセトアミノフェン
経口剤
カロナール®

 アセトアミノフェン
注射剤
アセリオ®

■ ロキソニン® 60mgとカロナール® 800〜900mgは
同程度の鎮痛効果とされている

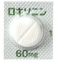 ≒ 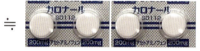 〜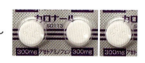

ロキソニン®
60mg

カロナール® 800〜900mg

図❷　鎮痛薬投与のまとめ

アミノフェンを第一選択としたい。ロキソニン®60mgとカロナール®800〜900mgは同程度の鎮痛効果があるとされており、アセトアミノフェンの積極的な選択が望まれる（図2）。

 静脈内鎮静法の考え方

1．歯科・口腔外科臨床での静脈内鎮静法とは？

　経静脈的に薬物投与することで、治療に対する恐怖心や不安感などを抑制し、快適かつ安全に患者管理を行う方法である。歯科治療の質を向上させる方法として極めて有用であるが、薬物投与による全身的な合併症を誘発させる危険があるため、正確な知識と技能が要求される。そのため、歯科麻酔医や口腔外科医等の歯科各専門医や病院歯科・口腔外科等の高次医療機関との連携を図ることが望まれる。

　また、歯科・口腔外科臨床における静脈内鎮静法を安全かつ効果的に行うこと

を目的に、日本歯科麻酔学会にて標準的な指針として「歯科診療における静脈内鎮静法ガイドライン−改訂第2版（2017）−」が作成された。本ガイドラインでは、術前・術中・術後管理の詳細が説明されている。無痛処置の実現や歯科治療に伴う精神的ストレスの軽減が、歯科治療時の全身的偶発症を予防することの重要性についても記されている。静脈内鎮静法を導入される際には、本ガイドラインも参照されたい。

２．静脈内鎮静法で使用される薬物とは？

わが国では、歯科診療における静脈内鎮静法では、ミダゾラム（ドルミカム®）などのベンゾジアゼピン系薬物とプロポフォールが多く使用されており、それらが単独あるいは併用投与されている。また、鎮静薬と鎮痛薬が併用される場合もあり、その鎮痛薬にはオピオイドに分類されるペンタゾシン（ソセゴン®）やフェンタニルなどがある。このように、歯科診療における静脈内鎮静法では多彩な薬物がさまざまな方法で投与されるが、本項ではミダゾラムとプロポフォール、ペンタゾシンに絞って紹介する。

①ミダゾラム

鎮静法に用いる投与量としては、0.05 ～ 0.75mg/kgが適当とされている。投与方法については、0.015mg/kg/min の注入速度で投与することが安全とされている。

②プロポフォール

全身麻酔の導入および維持に使用されている静脈麻酔薬である。用量依存性に健忘効果、鎮静効果、催眠効果を有する。意識下鎮静では 6 mg/kg/ 時で持続投与を開始し、至適鎮静レベルに達した後、2 ～ 6 mg/kg/ 時で適宜投与量を調整することで維持できる。

③ペンタゾシン

鎮痛効果はモルヒネの1/4 ～ 1/2で、10 ～ 30mgの静脈内投与で中等度の鎮痛作用が期待できる。20mgの静脈内投与で、モルヒネ10mgに相当する呼吸抑制がある。増量しても鎮痛作用、呼吸抑制ともに頭打ちになる性質を有している。

３．静脈内鎮静法の実際

実際の現場では生体モニタリングが必須であり、循環動態や呼吸状態を確認し

- ■ 薬剤投与に伴う全身的な合併症に注意し、
  モニタリング下に行う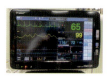

- ■ **ミダゾラム（ドルミカム®）とプロポフォール**の単独
  あるいは併用投与が多い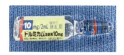

- ■ **ペンタゾシン（ソセゴン®）やフェンタニル**といった
  鎮痛薬を併用する場合もある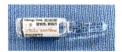

- ★筆者がよく使用する薬剤の組み合わせ
  ミダゾラム（ドルミカム®） 0.05～0.75mg/kgと
  ペンタゾシン（ソセゴン®） 10～30mgを併用し、静脈内投与する

図❸　静脈内鎮静法に使用する薬剤のまとめ

ながら行う必要がある。妊娠初期の患者、重症筋無力症や急性狭隅角緑内障の既往のある患者には禁忌であり、高度肥満や小顎症など上気道閉塞に関連する疾患を有している患者、重度の全身疾患を有している患者には慎重な対応が必要である。

　なお、本項では使用される薬剤を中心に解説しており、静脈内鎮静法の原理や手技などの詳細については成書やガイドラインを参照されたい（**図3**）。

【参考文献】
1）日本化学療法学会，日本外科感染症学会編集委員会（編）：術後感染予防抗菌薬適正使用のための実践ガイドライン．2016：27-28. http://www.chemotherapy.or.jp/guideline/jyutsugo_shiyou_jissen.pdf
2）日本循環器学会合同研究班：感染性心内膜炎の予防と治療に関するガイドライン2017年改訂版．2018.https://www.j-circ.or.jp/cms/wpcontent/uploads/2017/07/JCS2017_nakatani_d.pdf
3）金子　譲：歯科麻酔学　第7版．医歯薬出版，東京，2015．
4）日本歯科麻酔学会　ガイドライン策定委員会　静脈内鎮静法ガイドライン策定作業部会（編）：歯科診療における静脈内鎮静法ガイドライン－改訂第2版（2017）－．2017. https://kokuhoken.net/jdsa/publication/file/guideline/guideline_intravenous_sedation02.pdf

2

ケース別・痛みの原因と対応

1 抜歯後創部出血と腫脹

都田絵梨奈 ── Erina TODA ──
島根大学医学部　歯科口腔外科学講座
独立行政法人国立病院機構
浜田医療センター　歯科口腔外科

管野貴浩 ── Takahiro KANNO ──
島根大学医学部　歯科口腔外科学講座

本項のポイント

本項では、抜歯に伴う創部出血と腫脹にフォーカスしています。いずれも抜歯後疼痛とも関連性が深く、抜歯時または抜歯後の創部からの出血の原因と対策に精通しておくことが大切です。また抜歯後には、外科的侵襲と創傷治癒の過程で必ず腫脹が生じます。原因、管理と対応がいずれも重要となります。
（管野貴浩）

　歯科臨床において抜歯は日常的に行う手技であるが、頻度の高い偶発症として抜歯後の出血と腫脹が挙げられる。しかし、それらに対して術前後に適切な説明を行い、疼痛が生じた際に手際のよい対応ができなければ、患者に不信感をもたせてしまう場合がある。

　筆者は口腔外科を専門とする歯科医師として日々の臨床において抜歯術とその術後管理に携わることが多く、つねに偶発症の予防と患者への適切な対応を心がけている。

　本項では「抜歯後の創部出血」と「抜歯後の腫脹」に焦点を当て、考えられる原因と適切な対応について、歯科臨床医の先生方のお役に立てるよう、実際の症例写真を提示し解説する。

抜歯後創部出血の原因

　抜歯後の創部出血の原因には、全身的要因によるものと局所的要因によるもの

がある。以下に、日々の歯科臨床で遭遇する可能性の高い原因を示す。なお、ここで挙げるもの以外の原因については成書を参考にされたい。

1．全身的要因によるもの

　患者の既往歴からある程度のリスク判断は可能である。しかし、対応が困難な場合には、病院歯科・口腔外科などの高次医療機関と連携を図ることが望ましい。

①抗血小板薬や抗凝固薬を内服している場合

　既往歴に心疾患や脳血管疾患、深部静脈血栓症などがある場合には、抗血栓薬を内服することが多く、術後出血の原因となることが多い。基本的には抜歯に対する休薬などは不要とされるが、適切な止血操作を求められる。また、腎透析を行っている患者は透析中に抗凝固薬を使用するため、透析日に抜歯を行うと抜歯後出血の原因となり得る。そのため、非透析日での処置計画が望ましい。

②肝疾患や血液疾患の既往歴を有する場合

　これらの既往歴がある患者は、凝固因子の異常、線溶活性の亢進、血小板数の減少や機能異常から止血が困難となる可能性を念頭に対応する。一方で、抜歯後の止血困難を契機に血液疾患などが判明する場合もある。

③周術期の血圧が不安定な場合

　術中血圧が高値である場合は、止血困難となる可能性がある。抜歯に限った話ではなく、観血処置の前にバイタルサインを確認しておくことで、術中・術後出血のリスク回避へ繋がる。術前の時点で血圧が高値であった場合は、抜歯後の止血に難渋するケースがある。普段の血圧と比較し高値を認める場合には、日程を変更するか内科受診を勧め、コントロール後に処置を行うことが望ましい。白衣性高血圧の場合は、静脈内鎮静下での処置や、降圧薬を使用できる環境での対応が安全である。

2．局所的要因によるもの ── 臨床医にとってとくに重要！

　具体的には、炎症性肉芽組織の残存や歯肉の腫脹、抜歯操作による歯槽骨骨折、歯根遺残（図1、2）などが挙げられる。

　術前のX線所見や口腔内所見より、術後出血についてある程度は予測可能である。たとえば、X線所見で根尖病巣が著明であれば、抜歯時に十分な掻爬を心が

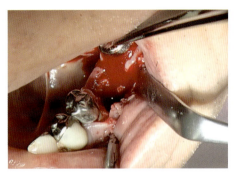 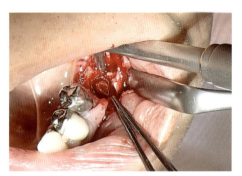

図❶　抜歯後出血で来院した患者。局所麻酔下で6⏌の抜歯を行った際に、持続出血を認め紹介となった

図❷　圧迫止血後に抜歯窩を確認すると、6⏌の残根を認めた

ける。炎症性肉芽組織が残留していると、適切な止血操作を行っても止血困難となることが多い。

　また、歯槽骨骨折を伴うような乱暴な抜歯操作があった場合、たとえば舌側に出血が拡大すると気道の圧迫など重篤化するおそれがある。一方、遺残であれば抜歯後に抜歯窩のX線の再撮影を行うことで原因特定は容易である。いずれにしても、丁寧な抜歯操作が不可欠である。

抜歯後創部出血への対応

　止血のために最も大切なことは、出血源の特定である。ガーゼなどを用いて圧迫止血を行い、出血の様態を確認したうえで止血に移るが、局所麻酔薬などでしっかりと除痛を行うことは必須条件である。動脈性の出血の場合は緊急性を要するケースがあるため、止血困難と判断した場合は、すみやかに病院歯科・口腔外科などの高次医療機関へ処置を依頼することが望ましい。

1．出血の種類

　出血の種類には、内出血と外出血の2種類がある。さらに、外出血は動脈性出血、静脈性出血と毛細血管性出血に分類される。動脈性出血は、拍動性に血液が噴出し、鮮紅色である。静脈性出血は、暗赤色の血液が持続的に流出する。毛細血管性出血は、静脈性出血よりもやや鮮やかな暗紫色で、拍動なく湧き出るような出血である。このような出血様態から出血源を考察し、止血方法を選択する必

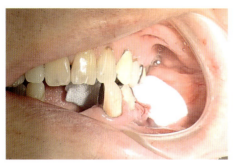
図❸ 圧迫止血を行うことが第一選択である。折り畳んだガーゼを抜歯部位に当て、しっかりと咬合させる。対合が欠損歯の場合は、対合に義歯を装着するか、ガーゼを厚めにしてしっかり咬合させる

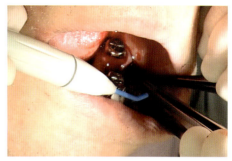
図❹ 鑷子で出血点を把持し、電気メスを用いて焼灼法で止血した

要がある。
2．止血方法
1）局所止血の方法
　抜歯のように出血の原因部位が特定できている場合には、局所止血が最も重要で最初に取るべき対処法となることが多い。
①一時止血法
　一時止血法の代表的なものは指圧法であり、出血部位にガーゼを当て直接圧迫を行う（**図3**）。創が深く、指で出血部位の圧迫が困難な場合は、栓塞法と呼ばれる創内にガーゼを詰め込んで圧迫止血する方法を選択する。出血範囲が広範囲で出血点の特定が困難な場合は、まずはガーゼにアドレナリン（ボスミン液®）を含ませて圧迫止血を行うと、より止血効果は高い。
②永久止血法
　永久止血法には、挫滅法や結紮法、焼灼法がある。出血している部位が小血管であり、特定できれば止血鉗子で挟み、血管壁を挫滅し、挟んだままで放置すれば止血が得られる。やや太い動脈からの出血点がわかれば、止血鉗子で血管を挟み、先端に縫合糸をかけて結紮する。血管が特定できない場合には、周囲の組織ごと縫合針を用いて閉鎖縫合する。
　焼灼法には電気メスを用いることが多いが、直接止血点に当てる放電凝固法と接触凝固法がある（**図4**）。前者は大きな血管や神経が近くにあると周囲の組織

をさらに傷つける可能性が高く、また多量の血液付着により通電がうまく行えない場合もある。一方で、後者は止血鉗子や鑷子で出血点を摑み、ピンポイントでの焼灼が可能である。通電させるため、器具が頰粘膜など他の部位に接触していないことを十分に注意する。

③骨面からの出血に対する対応

骨からの出血は、骨ロウ（ボーンワックス）を出血部位に塗り込んで止血させる方法もある。ノミや鉗子を用いて周囲の骨を挫滅し、骨内の血管に圧迫を加えて止血させる場合もあると成書[1]には記載されているが、実際には抜歯後での適応は稀である。

④局所止血剤を用いた対応

簡単な止血操作として、抜歯ゼラチンスポンジや酸化セルロースなどの局所止血剤が用いられることも多く、日常臨床では有用である。ただし、填入しすぎると含水により膨張し、口腔内へ突出してくるため、適量を使用する。よく使用される局所止血製品の概要を**表1**に示す。

⑤止血シーネを用いた対応

抜歯後の縫合困難や縫合不十分となることが予想された場合には、あらかじめ止血シーネ（**図5、6**）を作製しておき、局所止血剤を抜歯窩に填入した上に縫合を行い装着する。その際に歯周パックを併用することで密閉され、さらに止血効果が高まる。それでも止血が得られない場合は、抜歯窩に軟膏ガーゼを挿入して止血シーネで圧迫止血を行い、止血剤の全身投与も検討する。

2）全身止血の方法

静脈路の確保が可能であれば、カルバゾクロムスルホン酸ナトリウム水和物（アドナ®）やトラネキサム酸（トランサミン®）などを静脈内投与する方法が一般的である。内服薬も存在するが、全身投与よりも代謝に時間がかかることを念頭に置く必要がある。また、全身的に凝固作用などに働きかけることになるため、患者の全身状態や禁忌症を把握しておかなければならない。

表❶ 抜歯時に用いられる局所止血剤、製品の具体例

一般名	製品名	形状・形態
コラーゲン使用吸収性局所止血剤	テルプラグ®	スポンジ状
	インテグラン®	綿・シート型
	アビテン®	フラワータイプ、シート型、シリンジ
止血剤／医薬品 滅菌吸収性ゼラチンスポンジ	スポンゼル®	スポンジ状
止血剤／医薬品 滅菌吸収性ゼラチン製剤	ゼルフォーム®	シート型
ヒトトロンビン含有ゼラチン使用局所止血剤	サージフロー®	液状（シリンジ）
酸化セルロース	サージセル®	ガーゼ、綿、織布型
アドレナリン	ボスミン外用液®	液状

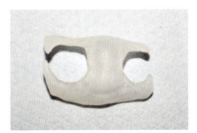

図❺ 止血シーネの例。6̄の抜歯後に使用する予定で作製した。全顎マウスピース型で作製してもよい

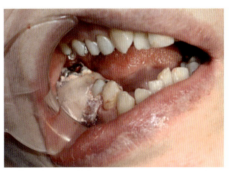

図❻ 事前に作製した止血シーネを、歯周パックを併用し装着した一例

抜歯後腫脹の原因とその対応

　抜歯後の腫脹についても、さまざまな原因が考えられるが、日々の歯科臨床で遭遇する可能性の高い代表的なものについて、簡潔に説明する。

①血腫

　口腔内には数多くの血管が張り巡らされているため、歯肉切開や剥離などの術中操作や局所麻酔の注射針による血管損傷を契機に血腫を生じることがある。抜歯翌日がピークで、自然軽快を辿ることが多い。抜歯後の確実な止血とその確認はもちろんのこと、抜歯窩に対し、やや大きめのガーゼなどで圧迫することが大切である。

抜歯後創部出血と腫脹

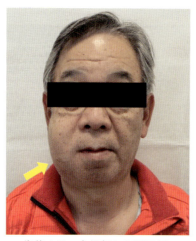 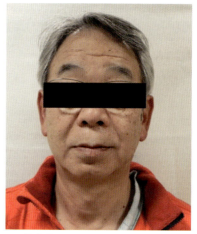

a：術後1日、右頬部から顎下部にかけて著明な腫脹を認めた（矢印）　　b：抜歯後1週間の再診時には軽快していた

図❼ ❽ 抜歯後に生じた浮腫性腫脹の一例

②浮腫性腫脹

　抜歯操作の骨削合や長時間に及ぶ手術侵襲により、組織修復の過程で腫脹が出現することがある（図7）。血腫と同様に自然軽快を辿ることが多いが、改善のために急性炎症期である抜歯後の数時間のみ冷罨法を行うこともある。

　しかし、アイスバックや保冷剤などを患部に直接当てて急激に冷却を行うと、その後の組織の血流障害により創部の治癒不全を起こす可能性がある。そのため、冷やしたタオルや保冷剤にタオルを巻いたものを患部に当てることで、緩徐に冷却することが望ましい。さらに炎症の急性期を経過したら、温罨法を行う。筆者の経験では、「腫れたら冷やす」と考える患者は非常に多いため、抜歯後に冷罨法と温罨法の使い分けについても説明しておくとよいと思われる。

③抜歯後の細菌感染

　抜歯後疼痛は必発であるが、発熱や鎮痛薬が奏効せずに持続的な疼痛を認めた場合は、細菌感染を疑う。その際に、安易に抗菌薬の投与のみに注力するのではなく、感染の状態を正確に把握し、膿瘍形成を認めた場合にはドレナージも行う。

④気腫

　抜歯操作において、組織間隙にエアータービンやスリーウェイシリンジなどの空気が侵入することで生じる。

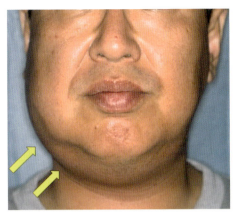

図❽ 8̲抜歯時の術中操作で生じた皮下気腫の一例。顔貌は左右非対称で、顎下部〜頸部にかけて広範な腫脹を認めた（矢印）

　急激な患部周囲・顔面の腫脹を認め、腫脹部位を圧迫するとパチパチといった捻髪音も認める。とくに粘膜骨膜弁の剝離と歯冠や歯根の分割が必要な下顎埋伏智歯抜歯の際に生じることが多い（**図8**）。

　また、舌下・顎下隙から縦隔にまで及んだ場合には重症感染症となるため、早急に病院歯科・口腔外科などの高次医療機関と連携を図ることが望ましい。

 ## まとめ

　抜歯後の出血や腫脹は、抜歯術の代表的な偶発症である。しかし、適切な診断と対応を行えば、患者を不安にさせることなくリスク回避が可能である。また、対応が難しいと判断した際には、たとえ処置の途中であっても高次医療機関へ依頼することが望ましい。処置を完遂することよりも、患者の安全を優先した対応が大切である。

【参考文献】
1）白砂兼光，他：口腔外科学　第4版．医歯薬出版，東京，94，151-152，449-463，500-501，516，2020．
2）菅野貴浩，他：口腔外科のスタートライン．デンタルダイヤモンド増刊号，47（10）：118-121，2022．

2 抜歯後創部感染

森岡怜音
—— Reon MORIOKA ——

島根大学医学部　歯科口腔外科学講座
益田赤十字病院　歯科口腔外科

管野貴浩 —— Takahiro KANNO ——
島根大学医学部　歯科口腔外科学講座

本項のポイント

　本項は、抜歯後疼痛に関連する「抜歯後創部感染」をテーマに、その病態と対応に関して掘り下げた内容となっています。抜歯後感染は、どんなに丁寧な抜歯処置を行っても、全身や局所に関連し、ある一定の確率で必ず発症します。とくに早期感染と後期感染の2つのフェーズがあり、原因と対処法については臨床医としてぜひ精通しておきたい内容です。

（管野貴浩）

　抜歯は、歯科・口腔外科領域で最も頻度の高い手術であり、読者の先生方も抜歯創の治癒経過に苦慮することがあるのではないだろうか。抜歯全体での抜歯後感染の発症率は2〜20％、さらに智歯抜歯後の術後感染発症率はおおむね5％と報告されており[1,2]、抜歯による炎症の再燃あるいは血餅への二次感染によって生じるとされる[1]。われわれ歯科口腔外科医は、日々臨床にて抜歯を行っており、なかでも抜歯後の感染対策は必須である。

　また、口腔外科手術のなかで最も頻度の高いものの一つである智歯抜歯後においては、Early-onset infection（抜歯後早期感染）と Delayed-onset infection（抜歯後後期感染）の病態があり、適切に周術期および術後管理を行うことが重要である。抜歯後の治癒経過に影響すると思われる因子や、開業医で行うべき対処方法、紹介すべき症例などについて解説する。

知っておきたい智歯抜歯後感染の病態分類

　下顎智歯抜歯手術は、骨削除など侵襲が大きくなることが多く、手術部位感染（surgical site infection：SSI）のリスク因子とされており[3]、抜歯後早期感染と抜歯後後期感染の病態がある[4]。通常われわれが遭遇するのは、抜歯後数日以内の抜歯後早期感染である。智歯周囲炎に罹患していない抜歯後早期感染の発症率は0.49〜1.8％と報告されているが、智歯周囲炎に罹患した既往がある場合は有意に抜歯後感染発症率が高くなることが知られている[2]。その他の発症の要因として、宿主因子、基礎疾患の有無、埋伏の程度、常用薬、手術手技や熟練度が報告されている[2,4]。

　しかしながら、最近のトピックとして、抜歯後2〜8週後に抜歯後後期感染が発症するとの報告があり注意が必要である[4]。抜歯後後期感染の発症率は約1.0％と報告されており、抜歯窩や粘膜下の死腔への血腫や食渣停滞に起因した細菌感染が原因とされている（臨床実例：**症例1、2**）[4]。

 ## 感染予防と感染症治療の違いと抗菌薬投与のポイント

　歯科領域において、抗菌薬を使用する場面は多々あるが、実際の診療でどのような抗菌薬をどのようなタイミングで投与するのか迷った経験はないだろうか。ここでは、抗菌薬投与における2つの重要な考え方である「感染予防」と「感染症治療」について簡単に解説する。

1．感染予防

　抜歯後感染を含むSSIの制御を目的とした、抗菌薬に関する統一的な指針として、2016年に「術後感染予防抗菌薬適正使用のための実践ガイドライン」が発刊され、抗菌薬投与に関してはガイドラインに基づいた適正な使用が望まれる[3]。骨削除など侵襲の大きな下顎埋伏智歯抜歯や高度な術中汚染を認めた場合、糖尿病や肝硬変、腎不全など易感染性の基礎疾患を有する患者はSSIのリスク因子と

症例1　抜歯後早期感染

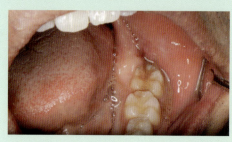

図❶　 ⌞8抜歯後早期感染症例（56歳、男性）。⌞8抜歯窩への食渣停滞に伴う、抜歯創からの排膿を認める

患者：56歳、男性
主訴・診断：
　⌞8水平埋伏歯の抜歯後7日を経過し、自発痛が持続し受診となった。⌞8抜歯窩の食渣停滞があり、抜歯創部周囲からの排膿を認めた（図1）。⌞8抜歯後早期感染と診断した。
処置および経過：
　抜歯窩の食渣の除去と洗浄および、口腔衛生指導を行った。アモキシシリン1回250mg、1日4回3日間投与し、その後創部治癒を確認し経過は良好であった。

されており、第一選択薬としてペニシリン系薬の術前予防抗菌薬投与が推奨されている[3]。

2．感染症治療

　一方で、根尖性歯周炎や智歯周囲炎など急性炎症の既往がある場合には注意が必要で、抜歯後感染の頻度が前述と比較しあきらかに高い(4.0〜7.7％)と報告されている[2,4]。急性炎症を呈している歯の抜歯は、抜歯後感染のリスクが高いと同時に、重篤な歯性感染症に進展する場合があるため、感染症治療が優先される[1]。

　感染症治療を目的とした「JAID/JSC感染症治療ガイドライン2016」では、歯性感染症診療の向上ならびに耐性菌増加の防止のため、抗菌薬の適正使用が望まれている[5]。歯性感染症における感染病巣は抗菌薬移行濃度が低いため、感染根管治療や膿瘍切開などの局所処置を併用することが極めて有用である。

　歯周組織炎や歯冠周囲炎といった軽症から中等症歯性感染症（歯性感染症1、2群）では、ペニシリン系薬が第一選択であるが、顎炎や蜂巣炎といった重症歯

性感染症（歯性感染症3、4群）では、口腔連鎖球菌および嫌気性菌に強い抗菌力をもつβ-ラクタマーゼ阻害薬配合ペニシリン系薬を選択し、抜歯前に消炎療法を行うことが先決である[5]。

抜歯後感染を起こさないために

1．智歯抜歯後感染を予防する

　智歯抜歯は、通常の単純抜歯に加え、切開、骨削除によって侵襲が高くなり、抜歯後感染のリスクとなり得る。数日以内に発症する抜歯後早期感染がほとんどとされているが、抜歯後2～8週に発症する抜歯後後期感染にも留意する必要がある。手術1時間前から抗菌薬を予防投与し、術後の創面の消毒を行い抜歯後早期感染を予防する。さらに、抜歯創の閉鎖により抜歯窩や粘膜下の死腔への血腫や食渣停滞を低減し、抜歯後後期感染の予防に努める。加えて、抜歯後の創部管理として十分な含嗽や抜歯後創部周囲のプラークコントロール、食渣停滞への注意などの患者指導も大切となる（臨床実例：**症例1、2**）。

2．基礎疾患保有患者の抜歯後感染を予防する

　基礎疾患のある患者は、その病態や投薬治療によって全身的に感染リスクが高い場合があり、抜歯の際には注意が必要である。糖尿病、貧血、末梢の循環不全を伴うものなどの慢性疾患患者では創傷治癒が遅れることが知られている[1,2]。高齢、低栄養、副腎皮質ステロイド薬や抗腫瘍薬投与患者でも治癒の遅延がみられることがある[1]。

　また、糖尿病、肝硬変、腎不全など基礎疾患を有する患者は易感染性であり、蜂窩織炎などに伸展する場合がある[2]。歯科治療を含む口腔疾患の治療においては、主治医と密に連携をとり、詳細な患者の全身状態を把握しておくことが重要である。易感染状態や免疫抑制状態が疑われる際には、術前抗菌薬を投与し、術後は創面の消毒を行い、感染予防に十分に配慮する必要がある[5]。

　日常臨床で遭遇する頻度の高い糖尿病患者においては、HbA1c＜6.9％以下、食後2時間血糖値＜180mg/dL以下が望ましく、HbA1c≧8.4％、食後2時間血糖

症例2　抜歯後後期感染

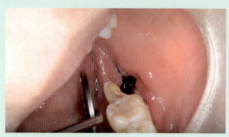
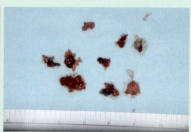

図❷　|8抜歯後後期感染症例（30歳、男性）。喫煙に伴う|8抜歯窩の壊死組織と不良肉芽組織を認める

患者：30歳、男性
主訴・診断：
　|8水平埋伏歯の抜歯後1ヵ月を経過したところで、自発痛が出現し受診となった。毎日喫煙者（20本／日）であった。|8抜歯窩に壊死組織を伴う血腫と、不良肉芽組織および食渣の停滞を認めた（図2）。|8抜歯後後期感染と診断した。
処置および経過：
　抜歯窩の不良肉芽組織の掻爬を行った。アモキシシリン1回250mg、1日4回3日間投与し、その後創部治癒を確認し経過は良好であった。

値≧220mg/dLであれば、血糖コントロールは不良であり、専門家による血糖コントロール管理が優先される（臨床実例：**症例3**）[3]。

3．感染所見を見逃さない

　炎症の臨床的特徴である、局所の発赤・腫脹・熱感・疼痛・機能障害は、「炎症の五徴候」と呼ばれ、とくに急性炎症期にみられることが多い。これらの徴候のある歯を無理に抜歯すると、歯性感染症が拡大し重篤化することがある。筋肉群間および下顎骨との間の組織間隙に炎症が波及し、強度の開口障害、咀嚼障害、嚥下障害に加え、気管の圧迫により呼吸障害が生じ、窒息により致死的状態となる可能性もある。さらには心臓・大血管を含む縦隔炎に進展する場合もあり、とくに重篤な状況をもたらすことが懸念される。

　急性炎症を呈している際には、局所処置と併用し抗菌薬投与を行い、術前に感染症治療を行うことが肝要である（臨床実例：**症例4**）。

症例3　血糖コントロール不良の糖尿病患者における抜歯後感染

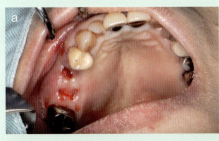
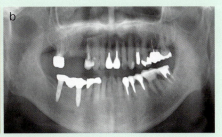

図❸ a、b　糖尿病患者の抜歯後感染症例（63歳、女性）。血糖コントロール不良に伴う６５｜抜歯後創傷治癒不全と抜歯後創部感染を認める

患者：63歳、女性
主訴・診断：
　近医歯科にて６５｜抜歯後に治癒不全を認め、1ヵ月経過するも排膿を認めた（図3a）。既往歴に糖尿病（HbA1c 9.6％）、高血圧症を認めた。パノラマX線撮影にて６５｜抜歯部に歯の残存や異物は認めなかった（図3b）。糖尿病コントロール不良に伴う６５｜抜歯後創傷治癒不全、抜歯後創部感染と診断した。
処置および経過：
　入院管理にて抗菌薬投与（アモキシシリン1回250mg、1日4回）を開始した。当院糖尿病内科に対診して血糖コントロールを行ってもらい、食後2時間血糖値＜180mg/dLで血糖コントロール良好となったところで、入院後5日目に抜歯窩の不良肉芽組織の掻爬を行った。その後、創部治癒を確認し経過は良好であった。

 まとめ

　抜歯後感染は、ある一定の確率で発症するが、適切な対応と管理によりそのリスクと発症率を抑えることが可能となる。下顎智歯抜歯や糖尿病に代表される基礎疾患のあるSSIリスク症例においては、術前の抗菌薬投与を行い、全身状態を十分に把握したうえで抜歯を行うことが重要である。コントロール不良の基礎疾患が疑われる場合には、専門医へ紹介することが望ましい。
　また、急性炎症期の安易な抜歯は行わず、感染症治療を優先させ、消炎療法後

症例4　抜歯後感染による重症歯性感染症

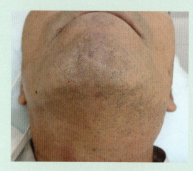

図❹　抜歯後感染による重症歯性感染症例（64歳、男性）。近医歯科にて⌊8抜歯後。頸部の腫脹と嚥下困難を主訴に救急受診となる

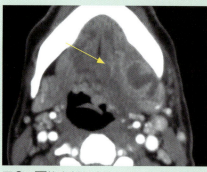
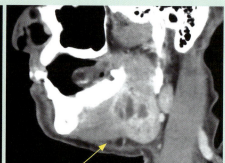

図❺　⌊8抜歯創と連続して、左翼突下顎隙～顎下隙～側咽頭隙へ至る膿瘍貯留とびまん性の腫脹を認める

に抜歯を行うことが肝要である。

【参考文献】

1）山崎隆廣，吉位 尚，他：抜歯後感染に関する臨床的検討．歯薬療法，18：4，1999．
2）森山雅文，竹之下康治，他：下顎智歯抜歯後に発症した二次感染についての検討．口科誌，57(29)：239-244, 2008.
3）日本化学療法学会，日本外科感染症学会編集委員会（編）：術後感染予防抗菌薬適正使用のための実践ガイドライン．2016：27-28.
4）Sukegawa S, Kanno T, et al: What are the risk factors for postoperative infections of third molar extraction surgery: A retrospective clinical study? Med Oral Patol Oral Cir Vucal, 24(1): e123-e129, 2019.
5）JAID/JSC 感染症治療ガイド・ガイドライン作成委員会：JAID/JSC 感染症治療ガイド2016，日本感染症学会・日本化学療法学会，64：4，2016．

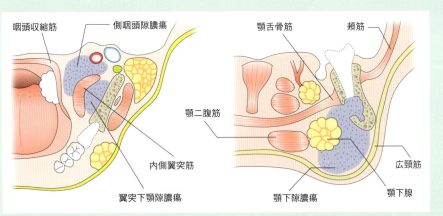

図❻ 組織間隙の解剖。下顎骨周囲の筋肉群と下顎骨との間に疎性結合組織に満たされた組織間隙が存在する。歯性感染症は、これらの組織間隙に拡大して重症化することがある

患者：64歳、男性
主訴・診断：
　近医歯科にて自発痛を認める|8智歯周囲炎に対して、抗菌薬による消炎後に抜歯が施術された。抜歯後7日を経過したところで、頸部の腫脹が出現し、嚥下困難となり救急受診となった（図4）。造影 Computed Tomography（CT）では、|8抜歯部から連続して左翼突下顎隙、顎下隙に膿瘍貯留を認めた（図5）。さらに、左側咽頭隙への炎症波及を認め、気道の右方への圧排を認めた。|8抜歯後創部感染由来の左翼突下顎隙～顎下隙～側咽頭隙へ至る蜂窩織炎・重症歯性感染症と診断した。即座に入院下での抗菌薬投与および全身麻酔下での切開消炎手術が必要であった（図6）。

処置および経過：
　同日に当科にて緊急入院し、全身麻酔下で口腔外アプローチによる消炎手術を施行した。顎下隙、翼突下顎隙ならびに側咽頭隙膿瘍を開放し、ペンローズドレーンを留置した。挿管のまま深鎮静でハイケアユニット（HCU）にて厳重な全身管理を行った。術後翌日に気道評価を行い、上気道閉塞がないことを確認し抜管とした。その後はモニター装着下で抗菌薬投与（スルバクタム・アンピシリン1回3g、1日4回）を継続し、上気道閉塞なく消炎が得られた。

3 抜歯後ドライソケット／治癒不全

狩野正明 ── Masaaki KARINO ──
島根県立中央病院　歯科口腔外科

本項のポイント

本項は、抜歯後疼痛において診断と対処・対応、治療法に最も難渋することの多い、抜歯後の創傷治癒不全にフォーカスした内容となっています。抜歯後治癒不全に伴う疼痛は不快であり、比較的頻度は少ないものの"ドライソケット"はとくに疼痛症状も強く、治癒までに時間を要することもあり、その診断と治療は精通しておきたいトピックです。　　　（管野貴浩）

　ドライソケットは、抜歯後合併症の一つで強い疼痛を伴い、また難治性であることと確立された治療法がないことから、その治療には苦労することが多い。発症の要因としては喫煙や過度の含嗽などが挙げられ、一般的には抜歯後の0.5〜5％程度に出現し、高齢者のほうが若年者よりも発症頻度が高いとされる[1〜4]。一方で、内科的疾患などに起因する抜歯後治癒不全では、粘膜治癒が遷延するものの強い疼痛はみられないといった特徴がある[5〜7]。

　いずれにせよ、これらの症状が出現した場合には、投薬や洗浄などの処置のために通院回数が増えてしまい、患者自身のみならずわれわれ歯科医師にも非常にストレスとなる。しかしながら、大切な病態であり、歯科臨床医には精通しておくべき事項と考えられる。

 ## ドライソケットの原因とその対応

1. 原因

　はっきりとした原因はいまだ解明されていないが、細菌感染に伴い血栓の線溶系が亢進し血餅形成が障害されると考えられており、以下の危険因子が報告され

ている[1~3]。

・口腔衛生状態不良

　術前のプラークコントロールが不良である場合には、抜歯後細菌感染リスクが高くなる。

・抜歯窩の骨硬化と血流不良

　炎症が遷延している場合では骨硬化が進み、慢性の歯槽骨炎を発症していることがある。その場合は、抜歯時に抜歯窩から十分な出血を確認できないことがあり、鋭匙で搔爬して抜歯窩からの出血を促す必要がある。

・抜歯術における侵襲性・困難度

　抜歯が困難で骨削除が大きく侵襲性が比較的高い場合や、適切な歯根分割や周囲骨削除を行わずに必要以上に力を入れて抜歯を行うと、抜歯窩周囲の骨に外傷を生じることがある。微小な歯槽骨骨折などが存在することで治癒の遷延を来す。とくに高齢者での抜歯は、周囲骨との癒着や歯槽骨炎を合併していることが多く、難抜歯となりやすいため術前の評価が重要である。デンタルX線写真で歯根の彎曲、歯根肥大や歯根周囲の骨硬化像がみられる場合は難抜歯となりやすい（**図1**）。

・術者の経験

　抜歯は経験が多いほど短時間で低侵襲な抜歯が可能であり、これは前述の抜歯の困難度とも関連する。十分な経験がある術者では、一見困難な抜歯でも容易に抜歯が可能であるし、難抜歯となるかの予測も可能だが、経験の少ない若手歯科医師では抜歯の困難性を十分に評価することが難しく、結果的に高侵襲な抜歯術となることがある。

・喫煙

　喫煙が歯周組織に与える影響は、すでに読者諸氏も承知していると思われるが、血流障害により抜歯窩の血餅形成を障害し治癒を妨げる。

・過度な含嗽

　抜歯後に清潔を保とうとしすぎるあまりに、頻回にうがいを行うことで血餅が脱落してしまうことで生じる。

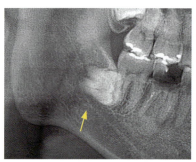
a：32歳、男性。8̲はPell-Gregory分類にてClass 3、Position Cであり、下顎管が歯根と近接している

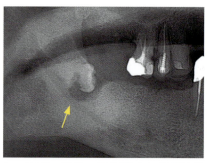
b：79歳、男性。無歯顎であり8̲は歯冠周囲の炎症もあるため一見すると容易に抜歯が可能と判断しがちだが、歯根膜腔は消失しており周囲に骨硬化像がみられ、実際には歯根の癒着を認める

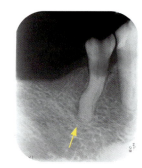
c：72歳、女性。̲4は歯頸部にう蝕があり、鉗子で把持して抜歯した場合には容易に歯冠が破折する。また歯根が彎曲しているため、粘膜骨膜弁を剝離して歯根周囲の骨削除を行わなければならない

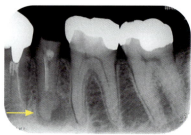
d：67歳、男性。根尖が肥大しており、炎症で骨吸収を伴っているものの鉗子での抜歯は根尖が破折して遺残する可能性が高く、歯根分割および骨削除が必要である

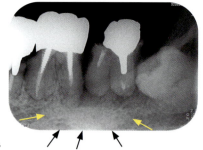
e：80歳、女性。̲7に根尖病巣があり、抜歯の適応であるが、根尖の肥大と根尖周囲の骨硬化像が著明であり、抜歯後の治癒不全のリスクが高い

図❶　抜歯困難症例

・性差、年齢

　女性に多いとされ、経口避妊薬の使用が骨代謝の観点から骨治癒に悪影響しているとされる。また、年齢では高齢者のほうが若年者よりも合併症が出現しやすいとされるが、強いエビデンスは示されていない。

・創傷治癒遷延を来す全身性因子

　内科的疾患（心疾患、内分泌代謝疾患など）や悪性腫瘍の担がん状態、低栄養状態など免疫機能の低下を来すような病態での抜歯は、治癒不全を生じる原因となる（詳細は後述）。

２．対策と対応

　これまでの報告でも確立された治療方法は示されていないが、血餅形成を促す再掻爬術と抜歯窩への細菌感染を防ぐ意味での抜歯窩の保護が望まれる[4, 5]。

・投薬による疼痛管理と感染制御

　全身的な薬物投与による疼痛コントロールと消炎、感染の制御が重要となる。消炎鎮痛薬としては、代表的なものに非ステロイド性抗炎症薬（ロキソプロフェンナトリウム：ロキソニン®、ジクロフェナクナトリウム：ボルタレン®など）があり、疼痛緩和にはアセトアミノフェン：カロナール®、トラマドール塩酸塩：トラマール®、ワントラム®などがある。また、感染制御には、一般的にはペニシリン系（アモキシシリン®、サワシリン®など）やマクロライド系（クラリスロマイシン®、ジスロマック®など）が用いられる。

・抜歯窩の保護

　酸化亜鉛ユージノールペーストや、局所麻酔とワセリン基質を含む軟膏を混合して塗布したガーゼ、酸化セルロース（サージセル®：松風）、アテロコラーゲン（テルプラグ®：ジーシー）、ゼラチン（スポンゼル®：LTLファーマ／ゼルフォーム®・ゼルフィム®：ファイザー）を主成分とする吸収性材料で抜歯窩を充填し、保護する。抜歯窩を保護することで疼痛の軽減を図れるため、保存的治療としてまず初めに行われる。

・抜歯窩の再掻爬

　消炎が得られた時点で、局所麻酔下にて抜歯窩の歯槽骨を鋭匙で掻爬したり、

ラウンドバーにて骨を穿通させ再出血させることで、抜歯窩への血餅形成を促す。
- **自己由来多血小板血漿（Autologous Platelet Rich Plasma：PRP）などの血漿製剤の使用**

抜歯窩へ成長因子を含む血漿製剤を填入し、抜歯窩を満たすことで治癒の促進を促す。再生医療等安全性確保法の対象であり、自院へシステムの導入は必要であるが、静脈血を採取することで容易に応用ができる。
- **低出力レーザー**

抜歯窩の露出した骨面にレーザー照射することで、疼痛の緩和を図る。

症例

実際に加療し得た症例を供覧する。

患者：53歳、男性

既往歴：不安神経症

生活歴：喫煙20本／日。30年間、機会飲酒。

現病歴：20XX年9月某日、紹介元の歯科医院にて、|7根尖性歯周炎に対して抜歯術を施行された。抜歯が難抜歯であったことによる疼痛ストレスのため、喫煙量が普段よりもさらに増加していた。また、抜歯後の口腔不快感が続いたため過度の含嗽を行っていた。抜歯後7日が経過するも疼痛が改善せず、強い痛みが持続したため、同日精査加療を目的に当科を紹介初診した。

現症：口腔内診察にて|7抜歯窩の歯槽骨炎を生じており、周囲歯肉の軽度腫脹、骨露出および著明な接触痛を認めた（図2）。

画像所見：パノラマX線写真にて抜歯窩内に歯根などの異物遺残がないことを確認した。また、抜歯窩周囲の歯槽骨辺縁の不透過性の亢進を認め、歯槽硬線が明瞭化し歯槽骨炎を生じていたが、下顎骨骨髄炎は認めなかった（図3）。

臨床診断：|7抜歯後歯槽骨炎（ドライソケット）

治療経過：初診時に、禁煙指導と過度な含嗽の予防を説明した。また、抜歯窩の創保護を行った。抜歯窩周囲に局所麻酔を施行し、抜歯窩内部を確認した。鋭匙

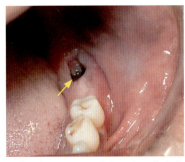
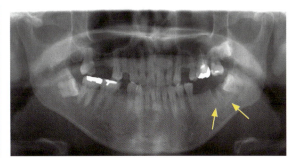

図❷ 初診時の口腔内写真。抜歯窩は陥凹しており一部骨が露出していたが、排膿は認めなかった

図❸ 初診時のパノラマX線写真。|7抜歯窩に異物はなく、あきらかな骨硬化像も認めない

にて内部の食物残渣などの汚染物を掻爬し、抜歯窩の内面を生理食塩水にて洗浄し、キシロカインゼリー®とゲンタシン軟膏®およびサージセル®を混和して抜歯窩へ充填した（図4）。感染制御および疼痛緩和については、アモキシシリンとロキソプロフェンナトリウムを処方した。第4病日には、抜歯窩の洗浄と創保護処置を同様に行い、創面の保護による疼痛管理を継続した。第8病日目には疼痛症状が改善したため、抜歯窩の治癒を促進させるため、局所麻酔下に歯科用鋭匙を用いて抜歯窩の再掻爬を行い、抜歯窩からの出血を促した。粘膜骨膜弁を剥離し、減張切開を加え可及的に一期閉鎖した（図5）。第21病日には抜歯窩の肉芽形成と上皮化が確認され、疼痛も消失したため前医へ逆紹介した（図6）。

抜歯後治癒不全の原因、その対策と対応

1．原因

抜歯窩治癒不全の原因には、前述のドライソケットの原因となり得る局所性因子と、全身性因子である内科的疾患などがあり、以下の影響が考えられる[5〜7]。

・心疾患

動脈硬化症や感染性心内膜炎のリスクのある心疾患を合併している場合は、血管内皮が傷ついている場合や血管内の粥状硬化により細菌が血管壁に定着しやす

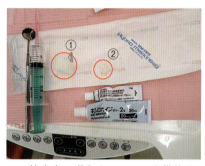 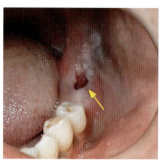 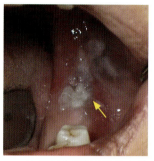

a：抜歯窩に塡入するための準備物品。①サージセル®、②サージセル®にキシロカインゼリー®とゲンタシン軟膏®を混和したもの

b：抜歯窩を洗浄し、内部の汚染物質を除去した状態

c：抜歯窩の保護を終えた状態。抜歯窩に緊密に充塡することで、抜歯窩の汚染を防ぐとともに、外部からの刺激を遮断し鎮痛が得られる

図❹　創の保護に必要な物品

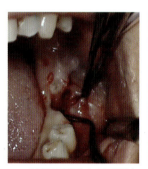 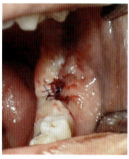 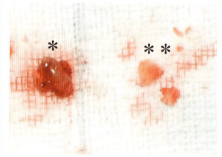

a：粘膜骨膜弁を剝離挙上して抜歯窩を搔爬し、不良肉芽と根管中隔の骨を除去した

b：粘膜骨膜弁を剝離し、減張切開を加えて抜歯窩を完全に閉鎖した

c：摘出した不良肉芽（＊）と骨片（＊＊）

図❺　再搔爬時の口腔内写真

くなっているため、感染を引き起こしやすく創傷治癒が遷延する。

• 糖尿病

　血糖コントロールが重要であり、抜歯などの小外科手術では、HbA1c8.0％未満が歯科外科処置を行ううえでの目標となる。高血糖が持続したままでは歯肉の治癒にかかわる白血球などの免疫機能が低下する。また、毛細血管血流の低下により損傷組織への血流不全から治癒遷延および感染リスクの増大を来す。さらに、

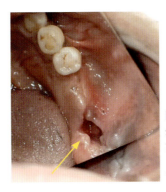
図❻ 処置後の口腔内写真（ミラー像）。処置を繰り返すことで抜歯窩の保護と治癒を促せる。陥凹を軽度認めるものの、骨露出は認めず良好な上皮化が確認できた

自己免疫疾患に対してステロイドを使用している場合もステロイド性糖尿病の病態を示すことがあり、免疫が抑制されるため術後の治癒不全の可能性が高くなる。

・血液疾患

　透析患者や腎不全患者の場合、全身的に易感染性の状態であり、歯肉の治癒遷延を来す。

・低栄養状態

　痩せ型の高齢者や認知症が進んで食事摂取が不十分となっている病態では、栄養状態が著しく低下している場合がある。また、普段の食事摂取状況などを確認し栄養アセスメントを行い、低栄養が疑われる場合は血液検査で血清アルブミン値を確認し、3.5mg/dL以下では創傷治癒の遷延が生じる可能性が高くなる。

・悪性腫瘍

　すべての悪性腫瘍で手術以外の化学療法、頭頸部の放射線照射の既往、免疫抑制薬の使用、骨代謝にかかわる薬剤（ビスフォスフォネート製剤など）を用いていることが多く、血管新生阻害剤でも粘膜治癒の遷延が生じるとされるため、十分な術前の問診が重要である。

　また、歯肉がんを歯周炎と誤認し、気がつかず抜歯してしまうと、抜歯窩の治癒遷延のみならず、歯肉がんの進行を早め、頸部リンパ節やその他の臓器へ遠隔転移を引き起こしてしまうことがある。そのため、歯肉がんに含まれた歯の抜歯は動揺がいかに強くても禁忌である。

　歯周炎との鑑別が困難な場合は、安易に抜歯を行わないほうがよく、悩む場合

は高次医療機関へ紹介することも必要である。3ヵ月間治癒しない歯周炎の診断で経過観察されていた症例では、精査目的に紹介され、紹介元の歯科臨床医が安易に抜歯をしなかったことで歯肉がん治療への悪影響が回避された（図7）。

• 骨吸収抑制薬の使用

ビスフォスフォネート製剤やデノスマブに代表される骨吸収抑制薬は、破骨細胞や骨芽細胞に影響を与え、抜歯窩の治癒遷延を来す場合がある。抜歯後に抜歯窩の腐骨形成を生じることがあり、治療に難渋することが多い（図8）。

2．対策と対応

抜歯窩の治癒遷延時の対応としては、以下のものがある[5~7]。

• かかりつけ医への病状照会

糖尿病や心疾患、その他の内科的疾患について、あらかじめかかりつけ医へ照会状を作成し、糖尿病であれば血糖やHbA1cの推移といった病状のコントロール状況を確認する。また、高齢者の場合、数年前のお薬手帳を間違えて持参するケースもあるため、現在の内服薬の種類などを確認しておく。全身状態が不良の場合でも、疼痛が強く早期の対応が望ましいときは、高次医療機関へ依頼するといった対応が必要である。

• 低栄養状態の改善

固形物の摂取が困難な場合は、経口補助食品（エンシュア®、イノラス®など）を処方して栄養状態の改善を図る方法がある。経口摂取自体が困難な場合は、高次医療機関を紹介し、入院下で栄養サポートチームと連携のうえ、栄養状態を改善させたのちに抜歯を行う必要がある。

• 抜歯窩の完全閉創

局所の対応としては、可能なかぎり抜歯窩を完全閉創することがある。これは、減張切開を行い歯肉粘膜弁で抜歯窩を完全閉創することで、細菌の創部への侵入を防ぎ、また血餅を保持することで治癒が促進する。閉創困難な場合は、血餅保持や治癒促進を期待してアテロコラーゲンを塡入し、血餅を保持させ治癒を促す。

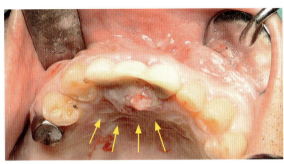
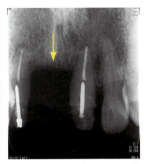

a：67歳、男性。初診時の口腔内写真。3ヵ月前から1|1 口蓋側歯肉に腫脹を認め、歯周炎の診断にて経過観察されていた。唇側歯肉は表面正常であるが、口蓋側歯肉に表面粗造な15×5㎜大の腫瘤を認める。高分化型扁平上皮癌の診断を得た

b：初診時のデンタルX線写真。水平的な骨吸収を認め、歯周炎を疑ってもおかしくないが、詳細に観察すると歯槽頂は骨の辺縁が粗造で不鮮明になっており、がんの浸潤が疑われる

図❼　歯周炎と誤認し得る上顎歯肉癌の症例

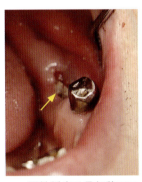
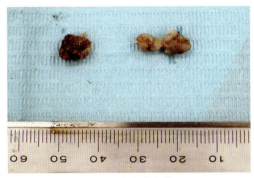

a：悪性腫瘍の骨転移にてランマーク®使用中であり、抜歯後1ヵ月間治癒不全が遷延し、腐骨を形成した

b：摘出した腐骨と不良肉芽組織

図❽　抜歯後の腐骨形成

 まとめ

ドライソケット／治癒不全について、原因とその対応について述べてきたが、

万全を期して臨んだ場合でも残念ながら一定の確率で発症してしまうことは避けられない。そのため、これらの合併症が発症した場合は、まず創の保護と投薬による感染および疼痛のコントロールを行う必要がある。再搔爬やPRPの利用など自院での対応が困難な場合は、高次医療機関への紹介を検討する必要がある。

また、これらの合併症の予防については、該当歯および周囲骨の術前の評価と抜歯に伴うリスクの十分な説明が非常に重要である。事前に患者に説明しておくことで、術後合併症が発症した場合でも不信や不安を招かず、信頼を損なうことなく治療を行える。本項が先生方の日々の臨床に少しでも役立てば幸いである。

【参考文献】

1）Ghosh A, Aggarwal VR, Moore R: Aetiology, Prevention and Management of Alveolar Osteitis-A Scoping Review. J Oral Rehabil, 49(1): 103-113, 2022. doi: 10.1111/joor.13268. Epub 2021 Oct 22.

2）Rakhshan V: Common risk factors of dry socket (alveolitis osteitis) following dental extraction: A brief narrative review. J Stomatol Oral Maxillofac Surg, 119(5): 407-411, 2018. doi: 10.1016/j.jormas. 2018. 04.011. Epub 2018 Apr 30.

3）鳴瀬智史，古川浩平，中村則夫，福嶋大将，陶山弘暉，六反田 賢，梅田正博：下顎智歯埋伏歯抜歯に関する多機関共同後ろ向き観察研究　高齢群と若年群との比較. 日本口腔診断学会雑誌, 36(3): 166-172, 2023.

4）Taberner-Vallverdú M, Nazir M, Sánchez-Garcés MÁ, Gay-Escoda C: Efficacy of different methods used for dry socket management: A systematic review. Med Oral Patol Oral Cir Bucal, 20(5): e633-639, 2015. doi: 10.4317/medoral.20589.

5）新田哲也，上川善昭，別府真広，平山東隆，坂元亮一，杉原一正：PRPとアテロコラーゲンを抜歯窩に使用して埋伏智歯抜歯を行った骨髄異形成症候群の1例. 有病者歯科医療, 13(3)：167-172, 2004.

6）新田哲也，上川善昭，別府真広，坂元亮一，永山知宏，杉原一正：栄養管理に配慮して入院管理下で抜歯を行った糖尿病透析患者の1例. 有病者歯科医療, 13(3)：173-179, 2024.

7）小笠原健文，斉藤厳根，山口昌彦，五百蔵一男，白川正順：基礎疾患保有患者に対するアテロコラーゲン製抜歯創用保護材の応用に関する検討. 日口腔インプラント誌, 16(4)：493-506, 2003.

4 抜歯後感染 歯槽骨炎・下顎骨骨髄炎

小池尚史 —— Takashi KOIKE ——
雲南市立病院　歯科口腔外科

本項のポイント

本項では、抜歯処置に関連する術後疼痛において、抜歯後に生じる感染のなかで、炎症症状が歯槽骨や顎骨骨髄に及んだ場合について解説しています。その原因をまず全身と局所に分けて考え、そして対応と治療法についてまとめました。より重篤化させない対処が重要となります。

（管野貴浩）

　抜歯は、歯科・口腔外科領域の臨床において、最も多く行う手術の一つである。一般に小さな処置と思われがちだが、歯科・口腔外科における小手術の基本手技が詰め込まれており、その原理原則を正しく理解する必要がある。一方で、日常的に行われる処置ではあるものの、抜歯後の治癒経過によっては臨床上問題となることも少なくない。抜歯に伴う偶発症についても適切な対応と患者説明が求められ、これらは歯科臨床医として押さえておきたいポイントである。
　本項では、偶発症として頻度の高い抜歯後感染のなかでも、顎骨への波及に関連した歯槽骨炎ならびに下顎骨骨髄炎を中心とした顎骨炎について、簡潔にまとめて解説する。

 ## 抜歯に伴う偶発症とは？

　日々、細心の注意を払って診療に臨んでも、症例数が増えればいつかは遭遇するものが偶発症である。抜歯に伴う偶発症は、全身的偶発症と局所的偶発症に分

けられる。全身的偶発症には、アナフィラキシーショック、神経原性ショック、局所麻酔薬中毒など、使用する薬剤に起因するものや、疼痛や心理的なストレスに起因するものが挙げられる。一方で、局所的偶発症には、抜歯後感染、ドライソケット、異常出血、組織の損傷、組織隙や上顎洞への歯根迷入、上顎洞穿孔、気腫など、抜歯手技自体や術前診断の未熟さに起因するものが挙げられる。

そのなかでも、本項で紹介する「抜歯後感染」もしばしば問題となる重要事項である。これらの感染は、歯槽骨炎や下顎骨骨髄炎といったものに進展することがあり注意を要する。そのため、術前に患者の全身状態を把握するのはもちろんのこと、術者の手技が原因となることも多いため、原因と対応を再確認しておきたい。

 ## 抜歯後感染とは？

そもそも、抜歯後感染にはどのようなものがあるのだろうか。成書を読み解くと、抜歯後感染は、抜歯窩を中心とした歯周組織の炎症、さらに炎症が拡大すると顎骨炎や蜂窩織炎となり、全身まで波及すると菌血症などを生じるようになる（図1）。

それでは、どのような患者に生じやすいのだろうか。一般的には高齢者、低栄養、糖尿病の既往歴、ステロイド製剤や抗がん薬の投与歴はリスク因子といわれており、感染が重症化し、難治化することがある。一方で、局所的には下顎大臼歯部での感染が多く、上顎骨と比較して骨密度が高く、血液供給が劣ることが理由と考えられている。

 ## 歯槽骨炎・顎骨炎の原因・症状・対応策とは？

本項では抜歯後感染がある程度進行した状態である、歯槽骨炎と顎骨炎に焦点を当てて解説する。

歯周組織の一部である歯槽骨に炎症の主体があるものを歯槽骨炎とし、炎症が

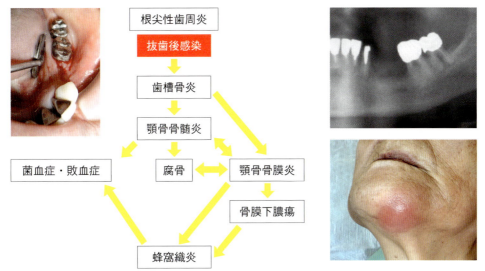

図❶　抜歯後感染の波及経路

顎骨に波及したものを顎骨炎とする。さらに顎骨炎は、その炎症の主体がどの部位にあるかによって、骨膜炎と骨髄炎に分類される。しかし、実際の臨床の現場では、その線引きは難しいこともあり鑑別困難な場合も多い。以下に、それぞれの原因・症状・対応について簡潔に示す（典型的な症状を説明するため、抜歯後感染ではなく原因歯が存在する場合についても示す）。

●歯槽骨炎（症例１：図２）

原因：抜歯後感染や根尖性歯周炎から発症することが多い。歯槽骨部を中心とした炎症であるが、容易に顎骨へ波及するため、早急な原因歯の精査が必要である。

症状：急性期では、自発痛が強く、原因歯は咬合痛や打診痛を認める。炎症が進行すると、周囲の歯肉や歯槽粘膜が腫脹や発赤、圧痛を認めるようになる。

　一方で、慢性期では自覚症状はほとんどないが、咬合痛や咬合時の違和感、根尖相当部の圧痛を認めることがある。また、顎下リンパ節の腫大・圧痛を認めることもある。

対応：まずは抗菌薬投与による消炎である。また、抜歯後感染ではなく原因歯が存在する場合には、原因歯に対する治療を行う。軽度の場合は保存的治療が行え

症例1：6⏌抜歯後の歯槽骨炎

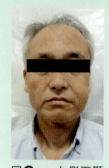
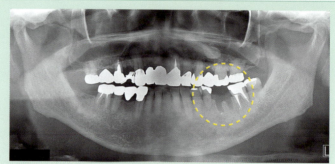

図❷a 左側下顎の腫脹と疼痛を認める

図❷b パノラマX線写真にて、6⏌の抜歯窩周囲骨のX線不透過性の亢進を認める

患者：70代、男性
主訴：既往歴に2型糖尿病を認める。近医歯科で6⏌を抜歯。抜歯後の疼痛と腫脹が軽快しないため当科紹介となる。パノラマX線写真にて抜歯窩周囲骨の不透過性の亢進を認める
診断・処置：6⏌抜歯後の歯槽骨炎の診断のもと、抗菌薬投与による消炎にて軽快した

るが、膿瘍形成など重症化した場合には抜歯となることが多い。

●骨膜炎（症例2：図3）

原因：根尖部の炎症が骨髄内に進展して骨髄炎を引き起こし、さらに皮質骨を穿孔して骨膜炎を起こすことが多い。また、智歯周囲炎の増悪や抜歯後感染から炎症が波及する場合もある。

症状：急性顎骨骨膜炎では化膿性炎が多く、骨膜下膿瘍を形成することが多い。患側のび漫性腫脹、発赤、熱感、疼痛を認める。発熱や開口障害も顕著であり、顎下リンパ節などが腫大し圧痛を認めることも多い。

対応：まずは抗菌薬を適切に投与することが重要である。また、抜歯後感染ではなく原因歯が存在する場合には、原因歯に対する治療を行う。炎症が軽度であれば保存し得るが、骨膜下膿瘍を形成した場合には抜歯を必要とすることが多い。

症例2：7⏋慢性歯周炎に起因する右側下顎骨骨膜炎・骨膜下膿瘍

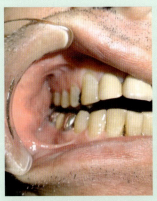 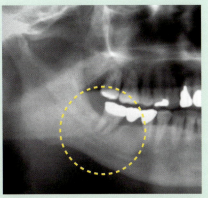

図❸a　右側下顎歯肉の腫脹、疼痛と開口障害を認める

図❸b　パノラマX線写真にて7⏋の慢性歯周炎を認める。下顎骨のX線不透過性の亢進は認めない

患者：60代、男性
主訴：既往歴に高血圧を認める。右側下顎の腫脹と疼痛、開口障害を主訴に当科受診となる
診断・処置：7⏋慢性歯周炎に起因する右側下顎骨骨膜炎・骨膜下膿瘍の診断のもと、切開排膿術と抗菌薬投与にて軽快した。消炎後は原因歯の抜歯を行った

● 骨髄炎（症例3：図4）

原因：骨膜炎と同様に根尖部の炎症、智歯周囲炎、抜歯後感染を原因とすることが多く、炎症の主体は骨髄内を進展していく。経過によって急性と慢性に大別される。

症状：初期、進行期、腐骨形成期、腐骨分離期と段階がある。進行するにつれて一般的な急性症状以外にも、知覚異常や腐骨形成などを生じるようになり、難治性が高くなる。各段階の詳細は成書を参考にされたい。

対応：一般的には、薬物療法と外科療法の併用が必要である。外科療法では、抗菌薬投与による消炎後、膿瘍切開や原因歯の抜歯を行う。腐骨分離を認めた際には腐骨除去を行い、進行するにつれて皿状形成術や顎切除術といった大がかりな

症例3：7⌋抜歯後の右側下顎骨骨髄炎

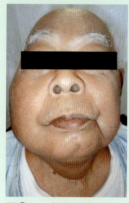

図❹a　右側下顎の腫脹と疼痛を認める

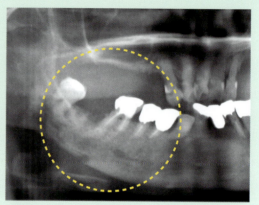

図❹b　パノラマX線写真にて抜歯窩周囲骨の不透過性の亢進を認める。また、下顎骨下縁に達する腐骨形成を認める

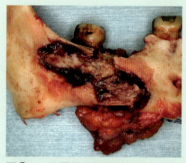

図❹c　下顎骨区域切除術後。腐骨形成と病的骨折を認める

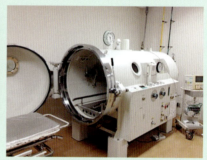

図❹d　高圧酸素療法を併用する症例もある

患者：80代、男性
主訴：既往歴に2型糖尿病と狭心症を認める。近医歯科で7⌋を抜歯。長期間に及ぶ抜歯後の違和感を自覚するも放置。急性症状を認めたため、当科紹介となる
診断・処置：7⌋抜歯後の下顎骨骨髄炎の診断のもと、下顎骨区域切除術を行った

手術が必要になる。また、難治化した症例では、骨髄炎の起炎菌となる嫌気性菌に焦点をあて、高圧酸素療法を行う場合もある。

要注意！　本当におそろしい重篤な抜歯後感染とは？

歯周組織の炎症に始まり、歯槽骨・顎骨の炎症に進展し、さらに重篤化すると顎骨周囲軟組織の炎症に進展する。具体的には、扁桃周囲、所属リンパ節、口底、頬部、さらに組織間隙を進み、頸部や肺にまで進展することもある。図5（症例4）には、健康な若年者であったにもかかわらず、抜歯後に重篤な感染症を引き起こした症例を提示する。抜歯後感染を生じた際に、原因の検索と診断、適切な対応の重要性がよくわかる事例である。

薬剤関連顎骨壊死についても忘れずに！

抜歯後の顎骨炎として忘れてはならないものに、薬剤関連顎骨壊死がある。抜歯後感染を生じたとき、骨吸収抑制薬の内服歴を見落としていないだろうか。日々の臨床において、お薬手帳を確認することで経口薬を確認できるが、経験上、注射薬の場合は単に手帳を確認するだけでは把握できないことがほとんどである。難治性で治療困難となることも多いため、患者の社会生活にも多大な影響を与えてしまう。本項では、薬剤関連顎骨壊死について概略のみ解説する。

●薬剤関連顎骨壊死とは？

骨粗鬆症や悪性腫瘍の骨転移など、多くの骨疾患に用いられているビスフォスフォネート系（Bisphosphonate：BP）製剤を使用している患者に生じる顎骨壊死（Bisphosphonate-Related Osteonecrosis of the Jaw：BRONJ）が最も有名である。さらに、分子標的治療薬を投与されている患者においても生じることが報告されるようになり、薬剤関連顎骨壊死（Medication-related ONJ：MRONJ）と呼ばれるようになった。診断基準を図6に示す。なお、予防策と対応策については、いまだに統一した見解は確立していない。

症例4：8⌋抜歯後の顎炎・口底部膿瘍

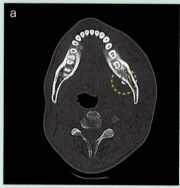
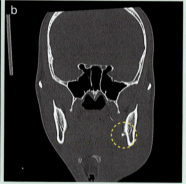

図❺ a、b　初診時CT所見（水平断・冠状断）。左側下顎骨の舌側に歯根の迷入を認めた。左顎下部に膿瘍形成を認め、気道は偏位していた

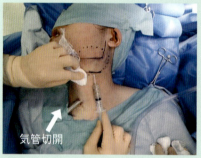
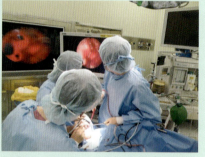

図❺ c　気道を確保するために気管切開術を行い、左顎下部から切開排膿術を行った

図❺ d　消炎後に、内視鏡補助視野下に迷入した歯根の摘出を行った

（a～d写真は参考文献[4]より引用改変）

患者：20代、男性
主訴：既往歴に特記事項なし。近医歯科で8⌋を抜歯。抜歯後に疼痛と腫脹が軽快せず、抗菌薬の投与を受け続けたが、呼吸苦と開口障害を認めるようになり救急受診となる
診断・処置：8⌋抜歯後、歯根の口底迷入に起因する顎炎・口底部膿瘍

①現在または過去に骨吸収抑制薬か血管新生阻害薬による治療歴がある
②顎顔面領域に骨露出または口腔内外の瘻孔より骨の触知が認められ、その状態が8週間以上持続している
③顎骨への放射線治療歴はなく、あきらかな顎骨への転移性の疾患がない

以上3項目すべてに該当すると<u>薬剤関連顎骨壊死</u>と診断される。

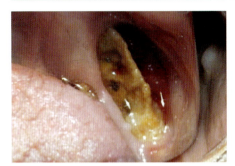 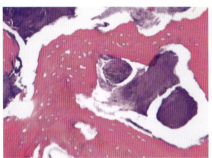

a：口腔内に骨露出を認める　　b：病理組織学的に腐骨形成を認める
図❻　薬剤関連顎骨壊死の診断基準

● どのような特徴があるのか？

　病期によって臨床症状はさまざまである。感染を伴わない骨露出に始まり、進行するにつれて腫脹・疼痛・排膿といった感染所見がみられるようになる。そして、さらに進行すると、口腔内瘻孔や皮膚瘻孔、オトガイ部の知覚異常（Vincent症状）を生じるようになる。

　また、顎骨に関しては腐骨化が進み、腐骨分離を生じるようになる。

● 発症したらどのように対応すべきか？

　治療法としては、局所の洗浄や抗菌薬の投与に始まり、進行するほど腐骨除去や顎骨切除など外科的治療が必要になる。少しでも薬剤関連顎骨壊死が疑われた場合には、早急な病院歯科・口腔外科などの高次医療機関への紹介が望まれる。

 抜歯後感染を可能なかぎり予防する！

　症例数が増えるほど、偶発症を完全に防ぐことは困難となっていくが、可能な

かぎりリスクを予測しながら回避したいものである。冒頭でも述べたが、やはり術前診断の正確性と丁寧な抜歯手技が鍵を握ると思われる。

以下に筆者が考える、抜歯後感染の予防策を簡潔に示す。

◉既往歴と内服薬の確認

抜歯に限らず、臨床を行ううえでは問診、医療面接での全身状態の把握、高次医療機関との連携が重要である。患者がどのような疾患をもち、どのような医療機関で治療を受けており、どのような薬を服用しているかを確認する。なかには、自覚症状があるものの医療機関を受診していない場合や、通院を中断している場合もある。とくに高齢者の場合、「とくにかかっている病気や飲んでいる薬はないです」と言われても、鵜呑みにしないことが重要である。

◉感染予防としての抗菌薬投与

感染予防としての抗菌薬投与の目的は、手術部位感染（surgical site infection：SSI）の制御である。SSIリスク因子の詳細な説明は本項では控えるが、一般歯科開業医が日常診療で遭遇する可能性の高い患者の状態としては、BMI≧25、術前血糖コントロール不良（>200mg/dL）、ステロイド・免疫抑制剤の使用、高齢者などが挙げられる。これらのリスクが考えられる場合には、抜歯前の抗菌薬投与を考慮する。

また、術前に症状がある症例では、抜歯前に洗浄や抗菌薬による十分な消炎処置を行っておく。

◉丁寧な抜歯手技

可能なかぎり短時間かつ低侵襲な処置を心がけたい。切開はためらい傷にならないよう、一度で確実に行う。粘膜骨膜弁を損傷しないよう丁寧に剥離・挙上する。周囲骨を過剰に削合しない。ヘーベルや鉗子を使用する際に周囲組織を損傷しない。これら一つ一つの操作を丁寧に行うことが重要である。

また、二次感染の予防という観点からは、自浄性の低い緊密な閉鎖縫合は推奨しない。

まとめ

　抜歯後感染に関しては、単に鎮痛薬や抗菌薬の投薬で乗り切ろうと思うのではなく、その原因を考察し、歯槽骨炎や骨髄炎に進展している場合も想定して、適切に対応していくことが重要である。限られた診療時間のなかで、つねに患者の全身状態を把握し、抜歯手技の一つ一つを丁寧に行うことを心がけたい。

　しかしながら、偶発症は日々臨床を行えば必ず遭遇するものであり、万が一生じた場合には適切な患者説明と対応が重要となる。さらに、難治化が予想された場合には、早急に病院歯科・口腔外科などの高次医療機関と連携を図ることが望ましい。

【参考文献】
1）白砂兼光, 古郷幹彦：口腔外科学　第3版. 医歯薬出版, 東京, 2010.
2）顎骨壊死検討委員会：骨吸収抑制薬関連顎骨壊死の病態と管理. 顎骨壊死検討委員会ポジションペーパー 2016.
3）菅野貴浩, 助川信太朗, 他：HYORON ブックレット　難抜歯術. ヒョーロンパブリッシャーズ, 東京, 2019.
4）大熊里依, 菅野貴浩：季刊・歯科医療　特集・抜歯　注意を要する観血処置の最新情報5. 最も難しい抜歯とは―注意が必要な観血処置の最新情報―. 36(1)：43-56（冬号）, 2022.

5 抜歯後遺残（器具・歯根）と迷入

狩野正明 —— Masaaki KARINO
島根県立中央病院　歯科口腔外科

本項のポイント

本項では、抜歯後の疼痛を来す原因の一つとなり得る偶発症として、器具や歯根の破折片の遺残や迷入を多角的に取り上げています。抜歯の偶発症のなかで、確率は低いもののこれらは起こり得ます。発生時の診断と対処方法を、本項より少しでも知っていただければ幸いです。　（管野貴浩）

 大きなトラブルになることも

われわれ歯科臨床医にとって、抜歯は最も身近な外科処置である。抜歯の偶発症として、器具や歯根の破折片が上顎洞内や口底部・頰部軟組織、顎骨内といった抜歯窩周囲へ遺残・迷入することがある。多くは処置中に破折片を除去することで問題にはならないが、破折片の大きさや迷入した位置によっては摘出できず、術野に遺残または迷入した状態のままとなり、二期的に摘出が必要になる場合がある[1〜6]。

これらの偶発症は、歯や歯槽骨形態、顎口腔の解剖学的な構造から容易に引き起こされてしまう。そのため、顎口腔の解剖を理解するとともに、粘膜剝離や骨削除などの術中操作を適切に行うことが、予防には重要となる。

これらの偶発症を認めた場合、迅速な対応が必要で、遺残・迷入した部位によっては高次医療機関への紹介が必要となる。術後に訴訟になることも想定されるため、術前の患者説明や偶発症発生時の説明を通じて、患者との信頼関係を構築しておくことが非常に重要となる。

本項では抜歯後の器具・歯根の遺残と迷入について、その原因と対応を症例を

交えながら解説する。

抜歯後遺残（器具・歯根）の原因

抜歯時の異物・歯根遺残は、海外の報告によると0.3〜2.8％の頻度で認められるとされている[1]。また、遺残した金属片が原因となってアレルギー症状が出現したり、金属イオンの溶出による周囲軟組織への着色や炎症を引き起こす可能性があり、可能なかぎり異物除去を行う必要がある[2]。原因としては、以下の要因が考えられている。

1．歯や歯槽骨の問題

う蝕や処置歯である場合は、歯質が脆弱で破折を来しやすいため注意が必要である。う蝕など慢性炎症を来している場合では、周囲の歯槽骨が硬化しており、歯冠・歯根癒着を来しているときは切削を要すため遺残リスクが高くなる。根尖が強く彎曲している場合や複数根で離開している場合は、歯根破折を来しやすく遺残のリスクとなる（図1）。

2．解剖学的な要因

歯根の形態が与える影響は大きい。根尖が彎曲して下歯槽神経と近接している場合や、小顎症で器具の挿入が困難である場合などは、歯根が破折した際、抜去できないことがある。ただし、該当歯が生活歯で根尖が数mm程度の破折片であれば、顎骨内に遺残してもそのまま治癒するため、上顎洞への迷入や下歯槽神経損傷のリスクを加味して無理して抜歯を行わず、術野をよく洗浄して閉鎖し、あえて遺残させる場合があり得る（図2）[7]。

しかしながら、器具の破損の場合、生体にとって異物であり、遺残させることでアレルギー反応が生じたり、炎症を惹起し術後感染のリスクとなるため、可能なかぎり除去するほうがよいとされる[2]。

3．器具の損耗や管理不足

使用器具の劣化や使用方法を誤ることで器具の破損を生じさせ、術野に遺残させてしまう場合がある。器具の劣化に気がつかない場合は、抜歯操作で器具の破

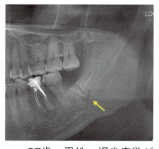 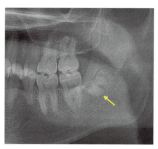 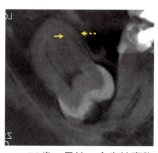

a：27歳、男性。根尖病巣が認められ、局所麻酔下での抜歯を試みたが術中の疼痛が強く、歯冠のみ除去して中断。改めて静脈内鎮静法を併用し、局所麻酔下に抜歯した。根尖部の嚢胞が一部下歯槽神経と接しており、局所麻酔が奏効しなかったことが中断の要因と考えられる

b：36歳、男性。歯根肥大が認められ、エレベーターにて脱臼させた際に歯冠が破折し、歯根が遺残した。術後1ヵ月経過するも疼痛が持続したため、静脈内鎮静法を併用し、局所麻酔下に抜歯した

c：50歳、男性。含歯性嚢胞の診断にて抜歯目的に受診。歯科用CTで精査したところ歯根膜腔（矢印：実線）の外側に骨性癒着を疑う骨硬化像が歯根を取り囲むように形成されている（矢印：点線）

図❶　抜歯困難であった症例

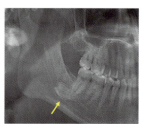 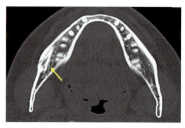 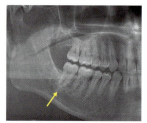

a：44歳、男性。術前のパノラマX線写真では 7̅ 根尖相当部に埋伏歯を認める（矢印）

b：術前のCT画像では埋伏歯は 7̅ 頬側に位置しており、下歯槽神経と接している（矢印）

c：抜歯後のパノラマX線写真では 7̅ 根尖に一部歯根の遺残を認める（矢印）

図❷　抜歯時に下歯槽神経が近接しており一部歯根を遺残させた症例

損が生じ、また器具の使用方法を誤るとエレベーターや切削器具の先端の破折を招くことで器具の遺残を来す。とくに切削バーは消耗品であり、滅菌を繰り返すことで耐久性および切削効率のいずれも低下し、破損リスクが高まるため、単回使用が望ましい。メス刃などのディスポーザブル製品を滅菌して再利用することは、昨今の医療安全および感染対策管理上許されることではなく、再滅菌での使

用は避けるべきである。

4．術者の知識・経験の不足

経験の少ない若手歯科医師では、適切な粘膜切開がなされず盲目的な器具操作の結果、骨削除、歯冠・歯根分割が不十分となり、歯冠・歯根の不適切な破折を来すことで術野へ遺残させてしまう。切削器具も不用意な操作を行うことで容易に切削バーが破折し、遺残のリスクが高まる。また、盲目的に抜歯窩を搔爬することも、歯冠・歯根片を十分に除去できず遺残のリスクを高めてしまう。

抜歯後遺残（器具・歯根）への対策

前述したような偶発症への対策と対応について述べていく。

1．術前の歯・歯槽骨の評価

抜歯該当歯の歯根形態が単根なのか複根なのか、根尖の彎曲や肥大の有無について術前に把握しておくことで、粘膜切開の範囲や骨削除の必要性、器具の挿入方向の想定が可能である。これらの事前準備を怠ることが、偶発症の原因とされる。該当歯の歯質や歯根の脆弱性の評価は、X線写真で行っておく。

また、慢性炎症により歯槽骨炎を生じ、骨硬化しているかどうかをCTにて評価しておくことも症例によっては必要である。とくに高齢者では周囲骨と癒着を来していることが多く、X線写真で歯根膜腔が不明瞭な場合はCT評価を考慮すべきである。

2．適切な器具の選択

抜歯の際に適切な器具を選択することが重要で、歯冠・歯根分割の際に先端幅の太いエレベーターを用いると分割は容易だが、その反面、力がかかりすぎて分割した歯根を舌側に押し込む場合がある。無理な力を加えなくてもよいように、分割は細いラウンドバーで行い、先端幅2〜3mmの直エレベーターと曲エレベーターを使い分けて分割する方法を筆者は心がけており、太いヘーベルの使用は避けている。

また、昨今の医療安全および感染対策管理上、器具の使い回しと誤認されるこ

とは避け、ディスポーザブルで単回使用が推奨されるメス刃や切削用バーは、極力再滅菌・再利用は行わないほうがよい。

3．器具の管理

損耗した器具を使用しないようにする。切削器具を滅菌して再利用することで、切削効率が低下し破損を来すこととなる。また、エレベーターや剥離子は、先端が摩耗しているものや欠けている器具は使用しない。器具の管理について、最終的な責任は使用した歯科医師にあり、スタッフに任せきりにしないことが医療安全上重要である。

4．術者の知識・技術の向上

若手歯科医師であれば、上級医とともに処置にあたるのが基本となる。そして、手術前に画像を見ながら術式を上級医とともに検討しておき、偶発症を事前に想定し、発生時の対応についても準備しておく。

また、抜歯の技術を高次医療機関や教育機関で学び、術者自身の技術の向上を図る。さらに、抜歯に必要な解剖を熟知することで、不用意な抜歯操作を回避し、器具の破損や歯の破折、遺残のリスクを軽減できる。

 ## 抜歯後遺残（器具・歯根）への対応

1．遺残した歯根・器具の摘出

術中に器具や歯根の破折が発生した場合、最も大事なことは術者が術野から目を離さないことである。目を離さず、助手には筋鉤を動かさないように口頭で指示し、術野が保たれる必要がある。吸引を安易に行わせず、術者自身が血液などを吸引して慎重に破折片を探索する。破折片を確認できれば、機械出し介助者へ必要な器具（なるべく破折片を把持しやすいモスキート鉗子など）の指示を出し、破折片を確実に摘出し、取り残さないように注意する。

破折片が確認できない場合は、X線検査により位置を確認する必要がある。顔面全体を撮影すると取りこぼしがなく、あえて実際に使用したバーを一緒に撮影することで、破折片を探す比較対象として用いるとより探索しやすい。吸引した

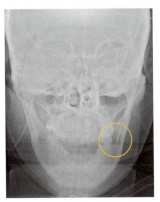 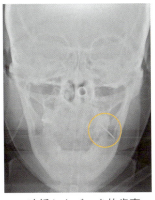

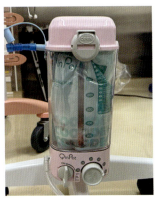 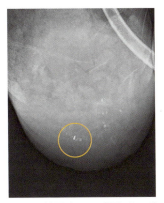

a：53歳、女性。術中に単純X線写真撮影にて抜歯窩を確認したが、破折片は認めない（丸印）

b：破折したバーを抜歯窩へ挿入して再度撮影し、改めて破折した破折片と同様の不透過物を認めないことを確認する（丸印）

c：破折片を吸引した外づけ吸引器。内部の確認は視認では困難であり、汚染物のため中身を取り出して確認することは感染管理上できない

d：X線写真にて吸引バッグを撮影。吸引バッグの底部に破折片が認められたことで、吸引による除去が確認できた（丸印）

図❸　術中に破折したバーを術野から見失ったが、吸引管内に確認できた症例

場合は、外づけの吸引管であればチューブやタンク内をX線撮影することで破折片を確認できる（図3）。

　一般的なデンタルX線写真では角度を変えながら撮影しても、破折片の場所を

5 抜歯後遺残（器具・歯根）と迷入

確認するのは容易ではないため、3次元的な位置の評価にはCT検査での精査が望ましい。

2. 投薬による疼痛管理と感染制御

遺残は局所的な侵襲であるが、全身的な薬物投与による疼痛コントロールと消炎、感染の制御が重要となる。消炎鎮痛薬としては、代表的なものに非ステロイド性抗炎症薬（ロキソプロフェンナトリウム：ロキソニン®、ジクロフェナクナトリウム：ボルタレン®など）があり、疼痛緩和にはアセトアミノフェン：カロナール®、トラマドール塩酸塩：トラマール®、ワントラム®などがある。

また、感染制御には、一般的にはペニシリン系（アモキシシリン®、サワシリン®など）やマクロライド系（クラリスロマイシン®、ジスロマック®など）が用いられる。

3. 患者への説明

紹介に際し患者への説明を行う。遺残させることのメリットとデメリットを説明し、追加の治療が必要である場合はその旨を伝える。なぜ遺残が起きたのかを正直に説明し、事実を隠したり誤魔化すことはしない。誠実な対応は訴訟リスクを軽減させ得るため、真摯な姿勢を心がける。事後説明はどうしても言いわけがましく聞こえてしまうため、術前にリスクを話しておくことが最も重要である。

4. 高次医療機関への紹介

前述のとおり、デンタルX線写真で位置が把握できなかった場合は、高次医療機関での精査加療が必要となる。紹介にあたっては、どの歯をどこまで抜去できたのかを紹介状に記すとともに、破折した器具があれば持参のうえ、早期の受診を行う。可能であれば同日つき添いのもと高次医療機関を受診することで、患者の心理的不安が軽減される場合が多い。

 症例1

実際に加療し得た症例を供覧する。
患者：31歳、女性

症例1：顎骨内へ切削バーが遺残した症例

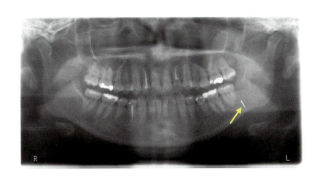

図❹　パノラマX線写真では抜歯窩に切削用バーの破折片を認める（矢印）

既往歴：特記事項なし

現病歴：某歯科医院にて8⏌の抜歯を受けた際の歯冠分割中に、切削用バーが破折した。破折片が顎骨内に埋没し、チェアー上では口腔内が暗く、視認による確認はできなかった。除去困難となり同日紹介初診、緊急手術にて除去を計画した。同日入院し、静脈内鎮静法下の異物除去術を計画した。

現症：受診時には抜歯窩からの出血は認めなかった。また、左側オトガイ神経領域の知覚異常も認めなかった。

画像所見：初診時のパノラマX線写真では8⏌歯冠相当部下方に破折した切削用バーの先端を確認した（図4）。歯科用CT撮影を行ったものの撮影範囲が不十分であったため、医科用CTを撮影した。0.5mmスライス幅で撮像し、8⏌歯冠やや遠心頰側歯槽骨内に切削用バーの破折片を確認した（図5）。

臨床診断：8⏌相当部顎骨内異物（切削用バー）

治療経過：受診後は緊急入院とし、術前からビクシリンを点滴静注し、静脈内鎮静法併用下に処置を開始した。7⏌頰側に縦切開を加えて、粘膜骨膜弁を剝離挙上した。CT画像を参照しながらラウンドバーにて頰側歯槽骨を削除し、手術室の無影灯により口腔の奥までしっかりと確認できた。そして、確認した破折バーの先端をモスキート鉗子にて把持し、除去した。

　除去後は骨面から持続出血を認めたため、サージセル®を塡入して3-0吸収性糸にて縫合し、止血を確認して手術を終了した。術翌日には創部からの出血はな

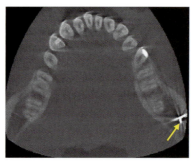
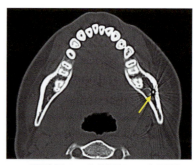

a：最初に歯科用CTを撮影したが、撮像範囲に十分に含まれておらず位置の同定が困難となっている（矢印）

b：医科用CTを撮影し、水平断にて抜歯窩歯冠相当部やや頬側に破折片を確認できる（矢印）

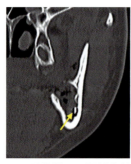
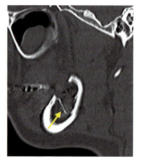

c：冠状断では頬側皮質骨に接しており、下歯槽神経との接触は認めない（矢印）

d：矢状断では破折片がやや遠心に先端が傾いている（矢印）

図❺ 破折片の位置確認

く、オトガイ神経領域の知覚異常も認めなかった。術後からアモキシシリンカプセルを、消炎鎮痛目的にロキソプロフェンナトリウムを処方した。経過良好にて同日軽快退院とし、退院後の経過観察については紹介元の歯科医院へ逆紹介した。

 ## 抜歯時（器具・歯根）迷入の原因

　抜歯時の器具・歯根の迷入については、迷入に伴い周囲軟組織の損傷、骨の損傷、気腫形成といった合併症を伴う場合があり、原因としては以下のものが考え

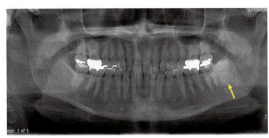
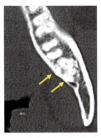
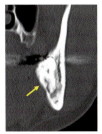

a：37歳、女性。パノラマX線写真では、⌊8根尖が不明瞭で下顎管と重複している（矢印）

b：医科用CTで評価したところ、水平断で歯根が4根確認でき、舌側板は菲薄化している（矢印）

c：冠状断では舌側根が舌側板から部分的に逸脱している（矢印）

図❻　口底部への迷入を来しやすい症例

られる[2〜6,8]。

1．歯や歯槽骨の問題

　歯冠・歯根癒着を来している場合や根尖が強く彎曲している場合、複数根で離開している場合は、分割抜歯が必要となる。そのため、臼歯部では口蓋根や舌側根が上顎洞底や口底と近接していることが多く、迷入リスクが高い。

2．解剖学的要因

　埋伏歯周囲の下顎骨舌側板が薄い場合や、歯根が舌側板を貫いている場合は、抜歯時に容易に歯根を口底へ迷入させ得る（図6）。

　また、上顎においては埋伏智歯と上顎洞が近接している場合も迷入のリスクがある。パノラマX線写真にて上顎洞底の形態が小臼歯から大臼歯まで幅広く歯根を含む形態をとっている場合には、とくに口蓋根の迷入を来しやすいとされている[3]。

3．器具の管理不足

　適切に器具が管理されていない場合、エレベーターや剥離子の先端が劣化していることに気がつかず、乱暴な操作の結果、器具が破折して顎骨内や周囲軟組織へ破折片が迷入する可能性がある。

4. 術者の知識・経験の不足

　乱暴な手術操作が原因で、上顎臼歯であれば歯を周囲軟組織や上顎洞へ迷入させてしまう。また、下顎であればエレベーターの力をかける方向を誤り、口底へ歯根を迷入させてしまうことがある。その他にも、浸潤麻酔針を不用意に屈曲させることで浸潤麻酔時に破折し、針先を迷入させる可能性がある。

抜歯時（器具・歯根）迷入への対策

　器具・歯根の迷入を生じさせないための対策および発生した際の対応について述べていく。

1. 術前の歯・歯槽骨の評価

　器具・歯根遺残で解説した内容と同様に、術前の画像評価が重要で、歯根膜腔の不明瞭な場合や複数根が疑われる場合は、CT撮影による評価を行うことで迷入のリスク評価が事前に可能となる。

2. 適切な器具の選択

　器具・歯根遺残で解説した内容と同様に、抜歯部位に併せた器具を使用する。

3. 器具の管理

　器具・歯根遺残で解説した内容と同様に、昨今の医療安全および感染対策管理上、器具の使い回しと誤認されることは避け、ディスポーザブルで単回使用が推奨されるメス刃や切削用バーは極力再滅菌・再利用は行わないほうがよい。

4. 術者の知識・技術の向上

　器具・歯根遺残で解説した内容と同様に、術者の技術の向上と顎口腔の解剖学的特徴をよく理解する必要がある。

抜歯時（器具・歯根）迷入への対応

1. 迷入した歯根・器具の摘出

　処置中に器具や歯根の迷入に気がついた場合は、術野から目視が可能ならばそ

92　2　ケース別・痛みの原因と対応

のまま摘出する。その場合、モスキートなどの把持力の高い器具を用いて行うほうがよい。しかしながら、目視できない、またはいつ迷入させたかわからず、迷入部位が不明である場合などは、画像検査により位置を探索する必要がある。迷入した歯根・器具の位置を把握してから処置を行わないと、粘膜剥離や骨削除の操作でこれらの欠片をより深部へ押し込んでしまう可能性が高く、状況を悪化させる。

　上顎洞内や口底部、頬部軟組織などへ迷入した歯根・器具の位置同定には、術中Ｘ線透視撮影を用いて異物の位置を確認する方法や、３次元的な位置の把握をCTで確認する方法がある。これらの検査は非常に有用である一方、開業歯科医院で常設されていることは少なく、これらの検査ができない場合は、可及的に創を閉鎖して止血を行い、高次医療機関へ紹介することが重要である。口底へ迷入した場合は舌側骨膜の剥離による術野の展開が必要となるが、位置的に局所麻酔下では嘔吐反射を惹起しやすく、静脈内鎮静法や全身麻酔下での処置を必要とすることが多い。

　また、副鼻腔への迷入では、耳鼻科医とともに内視鏡を用いて摘出することもあり、内視鏡下での処置は口腔内から到達困難な部位へ迷入した場合でも摘出が可能で、有効な手法の一つである（**図7**）。

２．投薬による疼痛管理と感染制御

　器具・歯根遺残で解説した内容と同様に、抗菌薬および消炎鎮痛薬を処方する。

３．患者への説明

　紹介に際し患者への説明を行う。現状がどうなっているかを正直に説明する。事実を隠したり誤魔化すことは、患者の不信を招き、訴訟へ発展させる最たる要因となるため、誠実な対応が望まれる。繰り返しになるが、術前に歯根の位置や解剖学的な問題点を把握し、抜歯時の迷入の可能性について説明しておくことが最も重要である。

４．高次医療機関への紹介

　前述のごとく、迷入後の対応が自院で困難な場合は、高次医療機関へ紹介する。軟組織への迷入を放置した場合は感染を伴うことがあり、重症化すると、歯性感

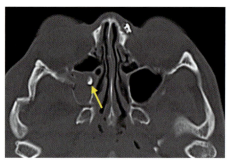 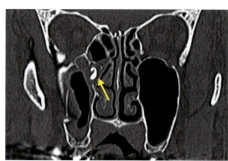

a：49歳、男性。転倒により右顔面を受傷し、右頰骨上顎骨複合骨折となった際に⑥|口蓋根が破折し、上顎洞内へ迷入した。医科用CT（水平断）にて右頰骨骨折と上顎洞内への歯根の迷入が認められる（矢印）

b：医科用CT（矢状断）では、自然孔の高さに埋入歯根が位置していることがわかる（矢印）

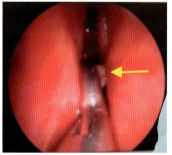 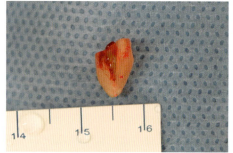

c：内視鏡視野下で耳鼻科医により迷入歯根が除去された（矢印）

d：摘出された歯根

図❼　上顎洞内に迷入した歯根を内視鏡で摘出した症例

染症による呼吸困難や敗血症へ移行して生命にかかわるため、躊躇せずに紹介することが望まれる（図8）。紹介の際には抜歯時の状況説明を行うこと、患者の不安を軽減することを目的につき添って受診することが望ましく、ここでも誠実な対応が必要である。

 症例2

実際に加療し得た症例を供覧する。

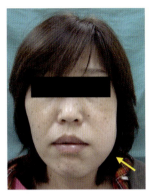

a：48歳、女性。特記すべき既往症はない。近隣の歯科で 8 を抜歯されたが、歯根迷入を来しており、術後から繰り返す疼痛と腫脹が持続し、投薬加療を受けるも改善せず紹介受診した。受診時顔貌写真では、左頬部の腫脹を認める（矢印）

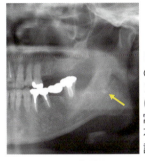

b：初診時のパノラマX線写真では、 8 抜歯窩相当部に石灰化物を認める（矢印）

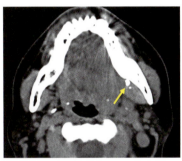

c：医科用CT（水平断）では、 8 抜歯窩舌側に破折片が2個迷入していることがわかる（矢印）

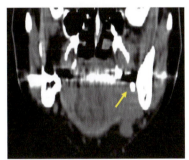

d：医科用CT（冠状断）では、歯根は顎舌骨筋の高さで迷入していることがわかる（矢印）

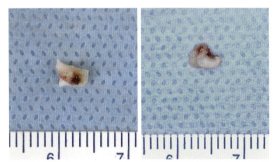

e：全身麻酔下にて摘出した歯根。術前の画像評価どおり、2個摘出した

図❽　口底に迷入した歯根の二次感染を起因とする口底膿瘍および顎炎

患者：17歳、女性

既往歴：特記事項なし

現病歴： 6 根尖病巣に起因する左側歯性上顎洞炎に対して、消炎目的に原因歯の

症例2：抜歯時に歯根が上顎洞内へ迷入した症例

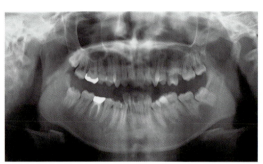 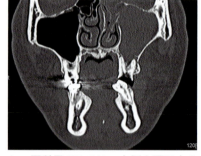

a：パノラマX線写真では6⏌歯冠がう蝕にて一部崩壊しており、根尖部の歯根膜腔は不明瞭で上顎洞内陰影を認める

b：医科用CTでは、左側上顎洞内の陰影を認め、6⏌歯根は上顎洞と交通している

図❾　抜歯前の画像所見

抜歯および口腔への開洞術がなされた。抜歯後に開洞部から洗浄を行ったが症状の改善を認めず、術後3ヵ月時にCT撮影を行ったところ、左側上顎洞粘膜の肥厚と6⏌歯根と思われる石灰化物を認めた。

現症：鼻閉感と後鼻漏を自覚しており、左頰部の軽度圧痛を認めた。口腔内所見としては、6⏌抜歯窩は開洞されていたが、自然閉鎖していた。

画像所見：初診時パノラマX線写真では、6⏌根尖周囲の歯根膜腔は不明瞭であり、上顎洞内陰影を認め、初診時CTでは6⏌根尖部の病巣が上顎洞と交通しており、洞内には膿性鼻汁が充満し、自然孔は閉鎖していた（**図9**）。手術前に撮影したCTでは、上顎洞内の含気は認めているものの、肥厚した上顎洞粘膜と迷入歯根を確認した（**図10**）。

臨床診断：6⏌上顎洞迷入歯根への二次感染に起因する、左側歯性上顎洞炎

治療経過：医科用CTにて迷入した6⏌の歯根を左側上顎洞内に認め、また口腔上顎洞瘻は自然閉鎖していたことから、抜歯窩からのアプローチは選択せず犬歯窩からアプローチし、迷入歯根を抜去する方針とした。入院し、全身麻酔下に上顎洞陥入歯根摘出術および上顎洞内洗浄を施行した。術前よりビクシリンを点滴静注し、口腔前庭切開を加えて粘膜骨膜弁を剥離挙上し、犬歯窩の骨を削除した。

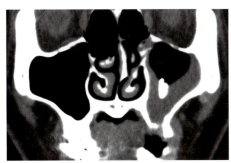
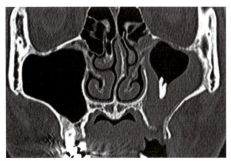

a：冠状断（軟組織）では、一部上顎洞内に含気を認めるが、病的に肥厚した上顎洞粘膜と中央に迷入した歯根を認める

b：冠状断（硬組織）では、抜歯窩の骨は形成されていないが、軟組織が充満しており、口腔上顎洞瘻は形成されていない。抜歯窩は小さく、ここからの迷入歯根の摘出は困難と予想される

図⓾　迷入した歯根摘出前の再評価CT画像

上顎洞内を確認し、肥厚した上顎洞粘膜と歯根を摘出した。自然孔は開存していたため、一期閉鎖し処置を終了した。

　術後、アモキシシリンカプセルおよびロキソプロフェンナトリウムを内服した。術後、鼻症状は消失し、上顎洞炎の再発なく良好に経過している。

 まとめ

　器具・歯根の遺残と迷入は抜歯後の疼痛にかかわるため、その原因と対策および対応について知ることは重要である。抜歯処置は歯科臨床医にとって最も一般的な外科治療であり、万全の対策を取ったとしても、トラブルを完全に避け切れるものではない。これらの偶発症が発生し、自院での対応が困難な場合は、楽観的に捉えることなく、可能なかぎり早く対応したほうがよい。繰り返しとなるが、高次医療機関への紹介も積極的に行うべきである。

　残念ながら近年の医療訴訟件数は増加の一途を辿っており、訴訟リスクをわれわれはつねに意識し、念頭に置きながら臨床にあたる必要に迫られている。本項が先生方の日々の臨床に少しでもお役に立てば幸いである。

【参考文献】

1）Joshi A, Jain A, Soni HK: Foreign Bodies in Extraction Socket: An Outcome of Negligence and Proposal of a Classification with its Medico-legal Implications. J. Maxillofac. Oral Surg, 20(4): 649–656, 2021. https://doi.org/10.1007/s12663-020-01394-z.

2）林 宰央，恩田健志，野村武史，他：下顎骨内に迷入した抜歯器具片の1例．歯科学報，114(1)：54-59，2014.

3）内田雄基，後藤昌昭，中川泰年，他：上顎洞内歯根・異物迷入18症例の臨床的検討．J. Jpn. Stomatol. Soc, 40(4)：840-854, 1991.

4）Dadhich A, Saluja H, Shah S et al: Retrieval of foreign body from maxillary sinus through extraction socket. BMJ Case Rep, 2021; 14: e238665. doi: 10.1136/bcr-2020-238665.

5）林 毅，森山知是，作田正義：埋伏智歯抜歯時における異物迷入の3症例．日口外誌，34(10)：162-166，1988.

6）飯倉拓也，堀内康志，草間 淳，他：口底に迷入した下顎智歯歯根を舌側アプローチにより摘出した症例．日口診誌，33(2)：178-182，2020.

7）Martin A, Perinetti G, Costantinides F et al: Coronectomy as a surgical approach to impacted mandibular third molars: a systematic review. Head Face Med, 11:9, 2015. doi: 10.1186/s13005-015-0068-7.

8）大熊里依，管野貴浩：季刊・歯科医療「特集・抜歯　注意を要する観血処置の最新情報5．最も難しい抜歯とは―注意が必要な観血処置の最新情報―」．冬号，36(1): 43-56，2022.

6 薬剤関連顎骨壊死（MRONJ）による抜歯後疼痛

小林真左子
—— Masako FUJIOKA-KOBAYASHI ——
島根大学医学部　歯科口腔外科学講座

綾坂健太郎
—— Kentaro AYASAKA ——
島根大学医学部　歯科口腔外科学講座

> **本項のポイント**
>
> 　近年、加齢に伴う骨粗鬆症、ステロイド性骨粗鬆症や各種全身のがんの骨転移等に対して、診療ガイドラインにより各種骨吸収抑制薬（おもにビスフォスフォネート製剤やデノスマブ）を投与されている患者はたいへん多くみられます。そして、抜歯等の歯科口腔外科処置に起因して、薬剤関連顎骨壊死（MRONJ）を発症される患者も少なくありません。われわれ歯科臨床医には、抜歯後の疼痛がMRONJに関連するものの可能性に精通する必要があり、大切なトピックです。　　　　　　　　　　　（菅野貴浩）

　抜歯後に疼痛が長期間持続し、腫脹を繰り返したり持続的に排膿を伴う場合、薬剤関連顎骨壊死（MRONJ：Medication-Related Osteonecrosis of the Jaw）の発症とそれに伴う疼痛であることを考える必要がある。MRONJは歯科臨床医にとって、近年見過ごせないたいへん重要なテーマである。抜歯後疼痛を引き起こす併発症のうち、MRONJについて、本項ではその原因と対策に焦点を絞り、症例を交えて解説したい。

 抜歯後に発生するMRONJの病態

　MRONJは、骨吸収を抑制する薬剤（おもにビスフォスフォネート製剤やデノスマブ）を使用している患者にみられる顎骨の壊死状態を指す。骨吸収抑制薬は、骨粗鬆症や悪性腫瘍における骨転移や高カルシウム血症等の治療に使用される。

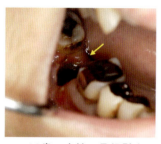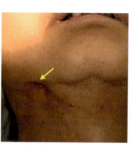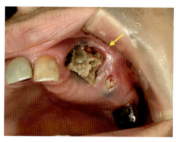

a：83歳、女性。骨粗鬆症のため、ビスフォスフォネート製剤を4年間内服していた。7⏌慢性根尖性歯周炎のため抜歯を行ったところ、術後抜歯窩の上皮化がみられず、疼痛と骨の露出を認める（矢印）

b：抜歯3ヵ月後、顎下部に外歯瘻（矢印）を形成し、排膿を認める

c：68歳、女性。乳がん骨転移予防を目的に、ビスフォスフォネート製剤を3年間注射で投与されていた。⌊4抜歯4ヵ月後、同部に骨露出（矢印）、排膿を認める

図❶ 抜歯後MRONJの臨床症状

　わが国での骨吸収抑制薬投与患者数は超高齢化により増加しており、それに伴いMRONJ患者数も増加している[1]。MRONJは抜歯などの口腔外科的処置が契機となり発症し、抜歯後の異常な疼痛として発見されることもある。抜歯後MRONJの病態について、わが国における最新の2023年のポジションペーパー[2]のポイントとコンセンサスを紹介する。

1．抜歯後MRONJの疼痛の特徴

　抜歯自体は通常、疼痛を伴うプロセスである。術後の疼痛は通常の組織反応であり数日間持続する。しかし、MRONJが発症すると、初期症状として抜歯後疼痛が長引き、その疼痛は持続的かつ強いものになる傾向がある。

　また、通常の術後疼痛とは異なり、抜歯窩の治癒は大幅に遅延し、上皮化が遅れ、排膿や骨の露出、外歯瘻などの感染症状を伴う（**図1**）[2]。

　抜歯後に強い疼痛を伴う併発症として、ドライソケット（歯槽骨炎）がある。ドライソケットは、抜歯窩に血餅が形成されず、骨面が露出した状態が続くことで強い痛みを伴う。骨吸収抑制薬投与患者の場合、ドライソケットから進展してMRONJを発症することもある。骨吸収抑制薬投与歴があり、局所的なドライソケット治療を行っても疼痛が改善しない場合や、排膿や骨の露出が継続する場合

にはMRONJの発症を疑う必要がある。

2．抜歯後MRONJ発症のメカニズム

骨組織では破骨細胞が古くなった骨を吸収し、骨芽細胞が新しい骨を形成するリモデリングが行われている。ビスフォスフォネート製剤やデノスマブなどの骨吸収抑制薬は破骨細胞の活性化を阻害し、骨密度を増加させる。一方、歯周病や根尖病巣、智歯周囲炎などに罹患し、抜歯が必要な場合には、すでに感染源が歯槽骨や顎骨に直接到達している場合も多い[2]。リモデリングが阻害された骨組織は感染に弱く、感染が存在する歯槽骨や顎骨に抜歯による侵襲が加わると、抜歯部位の治癒機構が破綻し、寿命を迎えた骨細胞が壊死してMRONJが発症するとされている。

3．MRONJの診断

MRONJの診断には、以下の3項目を満たす必要がある[2]。

①ビスフォスフォネート製剤やデノスマブなどの骨吸収抑制薬による治療歴、血管新生阻害薬、免疫調整薬との併用歴がある。
②8週間以上持続して口腔内外に骨露出を認める。
③原則として顎骨への放射線照射歴がなく、顎骨病変の原因が原発性がんや顎骨へのがん転移ではない。

既往歴、注射歴、内服薬の確認は極めて重要である。お薬手帳に骨吸収抑制薬が記載されていない場合でも、骨粗鬆症やがん（乳がん、前立腺がん、多発性骨髄腫など）の既往がある患者に対しては注意が必要である。

抜歯前の既往歴聴取は必須であるが、患者の病識が乏しい場合や他院で抜歯されて来院した場合など、抜歯後疼痛、抜歯窩治癒不全、骨露出が持続して初めてMRONJを疑うこともある。その場合、既往歴や投薬歴を本人や家族、かかりつけ医院などに再聴取する必要がある。

骨吸収抑制薬投与中の患者における抜歯

骨吸収抑制薬の投与歴がある患者の抜歯に際しては、MRONJの発症を予防す

る対応が必要である。

1．MRONJ リスク因子

口腔衛生状態の不良、歯周病、根尖病巣、顎骨骨髄炎、インプラント周囲炎などの歯槽骨、顎骨に発症する感染性疾患は MRONJ の局所的リスク因子である。2023年のポジションペーパーでは、侵襲的歯科治療としての抜歯そのものが MRONJ の主たる原因というよりは、顎骨に発症する感染性疾患がリスク因子として重要視されている[2]。そのため、感染性疾患のコントロールを行うための抜歯はむしろ MRONJ 発症予防に繋がると考えられ、MRONJ 発症をおそれて抜歯時期を決して逸してはいけない。

2．骨吸収抑制薬の休薬

これまで、抜歯などの侵襲的な歯科治療を行う際にビスフォスフォネート製剤やデノスマブなどの骨吸収抑制薬を一定期間休薬するかについてはさまざまな議論が行われてきた。

しかし、最新の2023年のポジションペーパーでは、短期間の休薬を完全に否定はしていないものの、抜歯時に休薬によるメリットもデメリットもエビデンスはないため、原則として抜歯時の骨吸収抑制薬の休薬は不要であると提案されている[2]。これは、たいへん重要な提案であり、歯科臨床医は知っておく必要がある。われわれも、原則として抜歯前に骨吸収抑制薬を休薬することはない。

とくに、デノスマブは投与を中止すると骨密度が急激に減少するため、中止しないことが望ましいとされている[2,3]。骨粗鬆症患者の場合、デノスマブは6ヵ月に1度皮下注射されている。2023年のポジションペーパーでは、デノスマブの作用が弱まる時期と軟組織治癒期間を考慮し、デノスマブ最終投与から4ヵ月後に抜歯を行うことを推奨している。デノスマブは1ヵ月程度の延期が容認されているため、抜歯後上皮化が遅延した場合には、処方医と連携し、次回の投与時期延期について相談する[2,4]。

3．抜歯手技

骨吸収抑制薬投与中の患者に抜歯を施行する場合には、治療前に十分な口腔清掃を行い、口腔内細菌数を減少させることが重要である。MRONJ 発症予防のた

めの抗菌薬の使用は基準となる明確な指標はないものの、術前に感染が顕著でない場合は、通常の抜歯と同様の適正使用を心がける[2,4]。

実際には抜歯が必要になった時点で歯槽骨に感染が成立しており、MRONJ を発症していることも多い。抜歯後の骨鋭縁は可及的に除去し、可能なかぎり粘膜骨膜弁で閉鎖する。一次閉鎖のためには減張切開も有用である。完全閉鎖ができない場合でも、完全な上皮化が得られるまで定期的に経過観察を行う。

4．患者指導

患者には抜歯を行う前に、「抜歯は MRONJ のリスクである」ことを十分に説明する。一方で、骨吸収抑制薬の有用性、休薬による骨粗鬆症や悪性腫瘍の進行のリスクもしっかりと説明し、自己判断で骨吸収抑制薬を休薬しないように指導する。

骨粗鬆症薬（低用量骨吸収抑制薬）では MRONJ 発症率は0.1 ～ 0.2％程度であり、悪性腫瘍薬（高用量骨吸収抑制薬）でも５％程度であると報告されている[2,5]。MRONJ の発症率は低いが、進行すると難治性であること、早期受診・早期治療によりコントロール可能であることを説明し、抜歯後の定期的な受診が極めて重要であると認識してもらう必要がある。

MRONJ の治療

抜歯後に臨床的に MRONJ が疑われた場合、早期診断と治療が予後のために重要である。近年のコンセンサスでは、漫然とした保存的治療を行った結果、難治性になる前に、初期のステージから積極的外科的治療を行うことにより、治療成績が改善することがあきらかとなっている[2,4]。そのため、骨吸収抑制薬投与中の患者で抜歯後疼痛の持続、抜歯窩治癒遅延、骨露出、瘻孔形成など、MRONJ 発症が疑われる場合にはすみやかに高次医療機関へ紹介しなければならない。MRONJ の治療は、おもに保存的治療と外科的治療があり、疼痛管理、感染制御、必要に応じた外科的処置が行われる。

1. MRONJの治療目標

　2016年のポジションペーパーでは、MRONJは難治性の疾患と考えられ、治療のゴールは顎骨壊死の進展予防、疼痛の緩和、患者のQOL維持に重点が置かれていた。しかし、MRONJの病態が少しずつ解明され、早期に積極的に外科的介入を行うことで、多くの症例で治癒が可能であるとあきらかになってきた。

　そのため、2023年のポジションペーパーでは、基本的に骨露出も含めたすべての症状の消失、すなわち「治癒」をMRONJ治療の目標とすることが示されている[2, 6]。これは、2023年の新しいポジションペーパーのキーポイントであり、明日からのよりよい治療のため、ぜひともこの機会に理解をしてほしい。

2. MRONJの保存的治療

　保存的治療では、抗菌性洗口液の使用、瘻孔や歯周ポケットあるいは露出した壊死骨（腐骨）と周囲軟組織の間隙に対する洗浄、分離した壊死骨の除去や壊死骨の鋭端の削除、経口抗菌薬の投与、鎮痛薬（非ステロイド性抗炎症薬：NSAIDsやアセトアミノフェン）の投与、口腔内保清、患者教育・指導などを行う。わが国で処方できる抗菌性洗口液は、ポビドンヨード含嗽剤、塩化ベンゼトニウム含嗽剤などがある[2]。保存的治療は病変が進行、急変する可能性があるため、定期的な診察と画像検査を行う必要がある。

3. MRONJの外科的治療

　外科的治療の方法には、壊死骨の摘出、下顎辺縁切除や区域切除などの顎切除がある。外科的治療のほうが保存的治療に比べ、疼痛などの症状の改善を含めた治癒率はあきらかに高く有用とされる。

　しかし一方で、再発の可能性もあるため、定期的な診察と画像検査は必須である。

 症例

　抜歯後疼痛が持続し、MRONJと診断され治療した症例を供覧する。

症例1：デノスマブ投与中の抜歯後に発症したMRONJとその治療

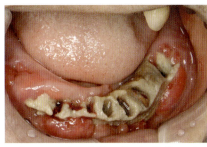 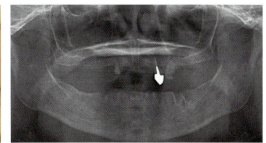

図❷a　61歳、女性。乳がん術後、デノスマブを1年半使用していた。下顎残根抜歯後、骨露出を認めている

図❷b　初診時のパノラマX線写真。抜歯窩治癒不全を認める

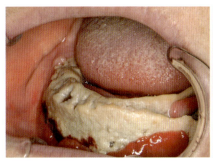 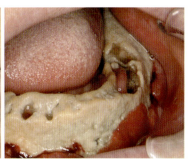

図❷c　保存的治療10ヵ月後の口腔内写真。骨露出は広がったが、腐骨分離がみられる

●症例1（図2）

患者：61歳、女性

既往歴：乳がん術後、ホルモン療法を継続し、骨転移予防のためデノスマブを1年6ヵ月使用していた。

現病歴：下顎の残根抜歯後、抜歯窩治癒不全を認め、抜歯後半年で広範囲な骨露出を認めたため、紹介来院した。

現症：下顎前歯部〜左側臼歯部歯槽部の骨露出がみられ、同部の疼痛、排膿を認めていた。

画像診断：パノラマX線写真では抜歯窩の治癒不全を認めた。

臨床診断：MRONJ（ステージ2）

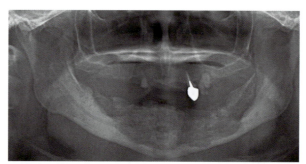

図❷d　保存的治療10ヵ月後のパノラマX線写真。腐骨分離がみられる

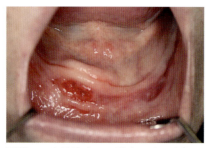

図❷e　腐骨除去の口腔内写真。良好な軟組織治癒が得られている

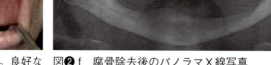

図❷f　腐骨除去後のパノラマX線写真

治療経過：口腔ケア、局所洗浄、抗菌薬投与などの保存的治療を行ったところ、初診から10ヵ月で腐骨分離が進んだ。全身麻酔下に腐骨除去術を行い、その後、良好な軟組織治癒が得られ、義歯を作製し、経過は良好である。

● **症例2（図3）**

患者：77歳、女性

既往歴：骨粗鬆症治療のために、アレンドロン酸ナトリウム水和物（ビスフォスフォネート製剤）を5年間内服していた。

現病歴：6̄慢性根尖性歯周炎のため抜歯を行った。抜歯窩の骨鋭縁は可及的に削去し、創部は頬側歯肉弁に減張切開を加え、粘膜骨膜弁にて完全閉創した。術後は定期的な経過観察を行い、1ヵ月後に上皮化を確認した。

しかし、抜歯後3ヵ月で抜歯部位から排膿を認めはじめ、疼痛が持続したため

> 症例2：ビスフォスフォネート製剤投与中の抜歯後に発症した
> MRONJ とその治療

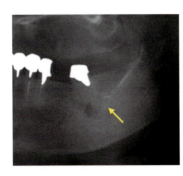

図❸a　77歳、女性。骨粗鬆症のため、ビスフォスフォネート製剤を5年間内服していた。「6 慢性根尖性歯周炎のため抜歯適応である（矢印）

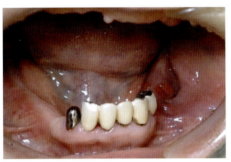

❸b　「6 抜歯3ヵ月後の口腔内写真。抜歯窩の軟組織治癒は遅延しており、抜歯部位はプローブで骨を触知する

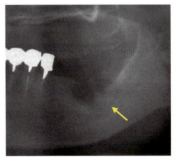

図❸c　「6 抜歯3ヵ月後のパノラマX線写真。抜歯窩の骨治癒は得られず、抜歯窩周囲の骨の吸収と腐骨形成を認める（矢印）

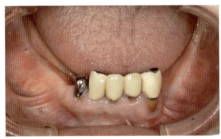

図❸d　再建後の口腔内写真。良好な軟組織治癒が得られている

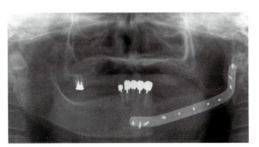

図❸e　左側下顎骨区域切除、腓骨と再建用チタンプレートによる硬組織再建後のパノラマX線写真

当科を再受診した。

現症：口腔内の抜歯部位に一致した歯槽部歯肉に生じた瘻孔があり、プローブに

て骨を触知し、同部より排膿を認めた。

画像診断：パノラマX線写真では、抜歯窩の治癒不全と腐骨形成を認めた。CTでは4̄〜下顎孔付近まで、垂直的には下顎下縁に至る骨硬化像を認めた。

臨床診断：MRONJ（ステージ3）

治療経過：外科的治療を行う方針となった。手術待機期間中は局所洗浄、抗菌薬投与などの保存的療法を行ったが、症状の改善は認められなかった。MRONJ発症10ヵ月後、全身麻酔下に下顎骨区域切除と遊離腓骨皮弁による硬組織再建を施行した。その後、義歯による咬合再建を行った。現在、術後3年が経過するがMRONJの再燃は認めず良好な経過である。

まとめ

　骨吸収抑制薬の開発や超高齢化に伴い、ビスフォスフォネート製剤やデノスマブなどの骨吸収抑制薬を投与される患者が、わが国では急激に増加している。これらの薬剤は長期間投与され、その効果が蓄積するため、われわれ歯科臨床医がMRONJに遭遇する機会も確実に増加している。MRONJの発症率は低いものの一定の割合で発症し、急性転化、重篤化した場合には生命を脅かすこともあるため注意が必要である。

　骨吸収抑制薬を服用、投与されている患者の抜歯後は、局所の感染所見がないか、疼痛が持続していないか、軟組織治癒が遅延していないか、定期的なフォローが不可欠である。抜歯後の異常な疼痛、抜歯窩治癒不全、骨露出の持続に対してMRONJを疑った場合には、すみやかに高次医療機関へ紹介することで、MRONJの治癒を目指した根治的治療に繋がると期待される。

　本項が先生方の明日からの日々の臨床に少しでもお役に立てれば幸いである。

【参考文献】
1）岸本裕充，栗田　浩：国内のビスホスホネート関連顎骨壊死は依然として著明に増加〜口腔外科疾患調査の結果から〜．日口外誌，68：161-163，2022．
2）岸本裕充，萩野　浩，北川善政，他：薬剤関連顎骨壊死の病態と管理：顎骨壊死検討委員会ポジショ

ンペーパー 2023.

3）Bone HG, Bolognese MA, Yuen CK, et al: Effects of denosumab treatment of discontinuation on bone mineral density and bone turnover markers in postmenopausal women with low bone mass. J Clin Endocrinol Metab, 96: 972-980, 2011.

4）岸本裕充，村寺邦康：薬剤関連顎骨壊死ポジションペーパー 2023 〜改訂のポイント〜．日口外誌，70：278-283，2024.

5）Ruggiero SL, Dodson TB, Aghaloo T, et al: American Association of Oral and Maxillofacial Surgeons' Position Paper on Medication-Related Osteonecrosis of the Jaws-2022 Update. J Oral Maxillofac Surg, 80: 920-943, 2022.

6）米田俊之，荻野 浩，杉本利嗣，他：骨吸収抑制薬関連顎骨壊死の病態と管理：顎骨壊死検討委員会ポジションペーパー 2016.

7 抜歯後の知覚神経障害・神経障害性疼痛

宋本儒享 — Michitaka SOMOTO
島根大学医学部　歯科口腔外科学講座

管野貴浩 — Takahiro KANNO
島根大学医学部　歯科口腔外科学講座

小林真左子 — Masako FUJIOKA-KOBAYASHI
島根大学医学部　歯科口腔外科学講座

本項のポイント

本項のトピックスは、抜歯後の知覚神経障害・神経障害性疼痛です。どれほど丁寧な抜歯術を行っても、ときに三叉神経支配である知覚神経障害を生じることがあります。一方で、抜歯後の神経障害性疼痛はその診断と治療について、近年注目される合併症です。それらの診断と発症機序、また対応と治療に至るまでを詳述した内容ですので、必ずや、臨床歯科医の先生方のお役に立つものと考えます。　　　　　　（管野貴浩）

 ## 神経損傷のリスクをつねに意識

日常歯科臨床において毎日のように行われる抜歯術だが、その種類は単純なものから難抜歯と呼ばれるものまで幅広く、とくに切開・剥離や歯冠分割を伴う難抜歯術においては抜歯後のトラブルが起きやすい。口腔感覚の支配神経は、12対の脳神経のなかでも最大の三叉神経であり、われわれ歯科医師が専門的に扱う口腔顎顔面領域の治療において、三叉神経に関する機能や解剖について理解を深めることは極めて重要である。抜歯などの顎口腔や歯、歯周組織の手術により、三叉神経の損傷をもたらすリスクがあることもつねに頭のなかに入れておかねばならない。とくに第3枝の下顎神経の枝である下歯槽神経や舌神経は、抜歯により

損傷するリスクがあり、抜歯に伴う神経障害性疼痛を来すことがある。

　抜歯後に起こり得る偶発症の一つとして、知覚神経障害があり、その後に神経障害性疼痛が生じると患者のQOLを著しく低下させてしまうため、われわれ歯科医師は、この三叉神経領域の知覚神経障害や神経障害性疼痛のメカニズムや対処法を学ぶ必要がある。

　本項では、比較的発生頻度は高くはないものの、ひとたび後遺すると厄介な抜歯後疼痛症状となるトピックスについて、その原因と対応を詳説する。

知覚神経障害

1．知覚神経障害はどのようなときに起こる？

　術中操作（麻酔針刺入、切開や骨膜剥離による神経損傷）で末梢神経を直接的に損傷するだけでなく、術後の腫脹や浮腫によって間接的に神経が持続的に圧迫されることによっても発生する。とくに智歯抜歯は、下歯槽神経や舌神経に近接しているため、これらの神経の損傷リスクが高まる。具体的な原因としては以下のものが挙げられる。

1）局所麻酔

　下顎小臼歯部の抜歯時にオトガイ神経を、下顎埋伏智歯抜歯時の下顎孔伝達麻酔で下歯槽神経や舌神経を直接的に注射針で損傷することによって起こる。

2）抜歯

①切開・剥離

　小臼歯部あたりの切開、剥離を行うときに、オトガイ神経を損傷する可能性がある（図1a）。また、下顎埋伏智歯抜歯時の切開線を遠心にそのまま延長したり、舌側に寄りすぎたりする場合に舌神経を損傷する可能性があるので、しっかりと周囲の解剖も理解しておく（図1b、c）。

②歯冠分割

　埋伏智歯の分割時にバーを舌側に入れすぎると、舌神経を損傷するリスクがある（図1d）。また、下顎管が埋伏歯直下に貼りついて走行しているケースでは、

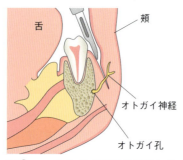

図❶a　オトガイ神経を損傷しやすい切開（参考文献[2]より引用）

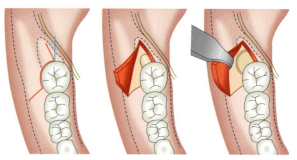

図❶b　下顎埋伏智歯抜歯時の遠心の切開線。切開線を青色線のようにまっすぐ遠心に伸ばしたり、舌側に寄りすぎた場合に舌神経を損傷する可能性がある

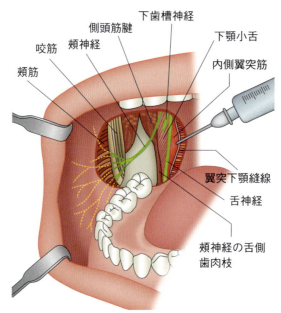

図❶c　智歯抜歯時に必要な下顎智歯周囲の解剖の知識

歯冠分割時に下歯槽神経損傷のリスクがある（図1e）。

③ヘーベルでの歯根の押し込み

　ヘーベル操作時に歯根を押し込んでしまい、下歯槽神経を圧迫することで麻痺

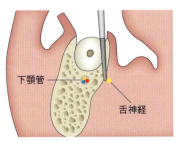
図❶d　下顎埋伏智歯抜歯時の切削器具による舌神経損傷

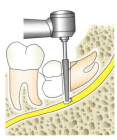
図❶e　歯冠分割時の下歯槽神経損傷

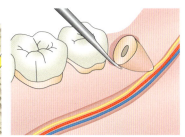
図❶f　ヘーベルによる下顎智歯歯根膜を押し込んでの下顎管の圧迫

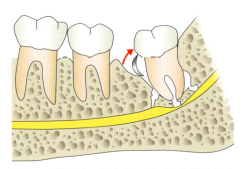
図❶g　脱臼時、根尖部の骨が下歯槽神経を圧迫

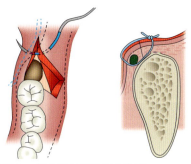
図❶h　縫合時の舌神経の絞扼

が生じることがある（**図1f**）。

④ヘーベルでの脱臼時

　脱臼に際して、根尖部の骨が下歯槽神経を圧迫し続けることで、麻痺が生じることがある（**図1g**）。

⑤根尖病巣や囊胞の摘出時

　歯根囊胞や顎骨囊胞が下歯槽神経に広く接している場合、囊胞摘出後に神経線維束が露出するときや、鋭匙による搔爬時に下歯槽神経を損傷する可能性がある。

⑥縫合時

　埋伏智歯抜歯時に舌神経を切断しなくとも、舌神経の走行によっては舌神経を絞扼してしまい、麻痺が生じることもある（**図1h**）。

113

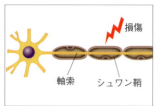 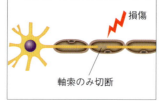 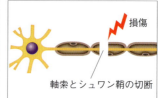

a：一過性伝導障害　　　b：軸索断裂（Axonotmesis）　　c：神経断裂（Neurotmesis）
　（Neurapraxia）

図❷　神経損傷の分類

2．末梢神経障害の種類

　口腔外科領域での末梢神経障害は三叉神経や顔面神経に関連する単神経障害が多く、口腔顎顔面の疼痛や麻痺として現れる。

　Seddonの末梢神経損傷の分類は大切で、重症度を評価し、①一過性神経伝導障害、②軸索断裂、③神経断裂の3つに分類される（**図2**）。

①一過性神経伝導障害（Neurapraxia）

　神経線維の損傷はなく（軸索とシュワン細胞には異常なく）、知覚鈍麻のみの症状を呈する。神経の露出や牽引が原因である。一過性の局所伝導障害であり、投薬などの処置により1～数ヵ月以内で回復が可能である。

②軸索断裂（Axonotmesis）

　軸索のみに損傷が起きた状態で、シュワン鞘の連続性は保たれている。下顎管壁の微小骨折による神経圧迫などが原因である。知覚鈍麻に加えて異感覚、錯感覚（ピリピリ感）を呈する。回復に数ヵ月～1年を要する。

③神経断裂（Neurotmesis）

　完全知覚脱失を認める。軸索、シュワン鞘ともに断裂を認め、神経損傷後の完全な回復は得られない。メスやバーでの切断、化学薬品が原因である。治療として神経縫合や神経移植が必要になることが多い。早い段階での専門医への受診を勧める。

3．末梢神経障害の治療法

　完全な神経断裂がなければ、対症療法として以下のような治療法が挙げられて

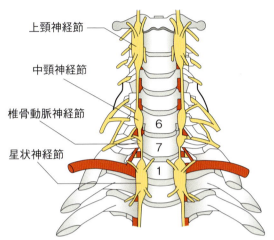

図❸　星状神経節周囲の解剖学的構造（参考文献[2]より引用）

いる。しかしながら、歯科治療による下歯槽神経・舌神経損傷の診断とその治療に関するガイドラインによれば、これらはいずれも弱い推奨として挙げられている。

①ビタミン B_{12} 製剤（メコバラミン：メチコバール®）の投与
- 作用機序：神経細胞内小器官への移行性に優れ、軸索輸送、軸索再生、髄鞘形成を促進する。シナプス伝達の遅延や神経伝達物質の減少を回復させる。
- 用法：1.5mg／日　分3回　内服。
- 投与期間：発症後8週間までの使用が推奨されている。漫然と長期投与しない。

②ステロイド（プレドニゾロン：プレドニン®、ソルメドロール®）の投与
- 作用機序：抗炎症作用、免疫抑制作用、抗浮腫作用、細胞膜安定化、肉芽腫抑制作用
- 用法：5〜60mg　分1〜4回　内服。
- 投与期間：損傷直後から約2週間投与。漸減し離脱する。

③星状神経節ブロック（stellate ganglion block：SGB）
　麻酔科やペインクリニックなどの専門機関へ紹介し、施行する。
- 作用機序：第6、7頸椎の横突起前面にある交感神経節（図3）に局所麻酔（1％

リドカインなど）を行い、交感神経をブロックすることで、副交感神経優位となり、頭部顔面の血管が拡張、血流が改善することで、神経損傷の治癒が促進される。

- 適応：末梢性三叉神経障害（Neurapraxia、Axonotmesis）、神経障害性疼痛に有効である。
- 施行期間：損傷後1〜2週間から開始し、3〜6ヵ月継続する。

④その他

ATP製剤の内服や低出力レーザーなどの治療もある。

上述のように、神経損傷後すぐであれば、まずはステロイドの投薬を2週間程度行い、同時にビタミンB_{12}製剤の投与も行う。星状神経節ブロックを実施できる医療機関があれば、早期のうちに紹介することを勧める。

4．抜歯後の知覚神経障害を防ぐには？

抜歯後の知覚神経障害は起こり得ることだが、これを防ぐには、術前の診査・診断が重要である。また、下顎孔・オトガイ孔・下顎管・舌神経の走行などの解剖を熟知しておくことが必要不可欠である。

智歯抜歯の、とくに下歯槽神経が智歯に近接している場合、パノラマX線写真のみでは智歯がどのように顎骨内に埋伏しているのか、智歯と下顎管がどのように接触しているかを把握することは困難である。そのため、3次元の立体画像として情報を得ることができるCBCT撮影を行い、智歯の埋伏の程度や歯根の形態、下顎管との距離など正確に診断する必要がある。院内で対応が難しいと判断した場合は、大学病院などの高次医療機関に紹介することを勧める。

また、知覚神経障害は、数ヵ月から1年以内で収束することがほとんどだが、永続的に残る場合もある。事前にしっかり説明し同意書を取得してから抜歯を行うことが望ましい。

神経障害性疼痛

1．神経障害性疼痛とは？

　インプラント埋入や埋伏歯抜歯などの外科処置後に、患者が知覚障害だけではなくその神経支配領域に灼熱感やピリピリとした痛みや不快感を訴えることがある。これは神経障害性疼痛と呼ばれる病態で、損傷した末梢神経が回復する過程で発症する。

　神経障害性疼痛は、国際疼痛学会（International Association for the Study of Pain：以下、IASP）の神経障害性疼痛分科会により、2011年に「体性感覚神経系に対する病変や疾患の直接的な結果として生じている疼痛」と定義されている。ロキソニン®などの非ステロイド性抗炎症薬（NSAIDs）は奏効せず、その診断や治療には苦慮することが多く、口腔外科領域においても稀ではない。

　神経障害性疼痛の症状は、アロディニア（異痛症：通常では痛みを引き起こさないような非侵害刺激で痛みを生じてしまう感覚異常）や持続的な自発痛、痛覚過敏が多く、末梢神経への外力の加わり方や程度、時期を把握するための詳細な現症と病歴の聴取が診断に重要である。

2．診断アルゴリズム

　IASP 神経障害性疼痛分科会の診断アルゴリズム（**図4**）に沿って診断を行うことが有用である。以下のステップで評価を進める。

①自覚症状の確認：患者が痛みを感じているか確認する。

②現症と病歴の評価：神経障害性疼痛の可能性が考えられる場合、以下に示す評価・検査を行う。

A．定性感覚検査
- 触覚検査：綿棒などで触れる。
- 痛覚検査：探針などで軽く突く（pin prick test）。
- 温度覚検査：試験管に温水（30〜45℃）や冷水（10〜30℃）を入れて触れる。

B．定量感覚検査（Quantitative Sensory Testing：QST）

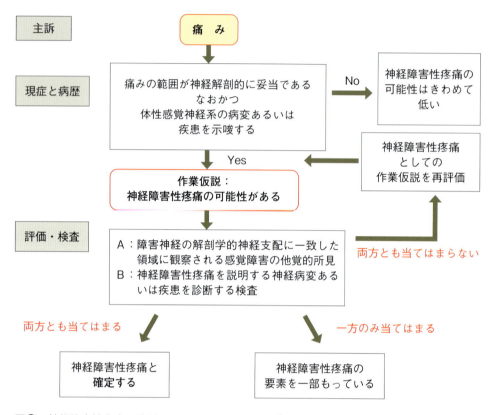

図❹ 神経障害性疼痛の診断アルゴリズム（参考文献[4]より引用改変）

- Semmes-Weinstein monofilament 知覚テスター（図5）

　太さの異なるモノフィラメントを用い、順次太さを変えながら静的触覚閾値を検査。

- 二点識別閾検査

　ディスクやノギス、コンパスなどを用いて複合的な静的触覚を検査。

C．神経障害性疼痛を説明する神経病変あるいは疾患を評価するための検査

- 画像検査（MRI、CT）、神経生理学的検査（神経伝導検査、三叉神経反射、レーザー誘発電位［LEPs］など）、角膜共焦点顕微鏡（CCM）、皮膚生検など

　A、B両方とも当てはまれば神経障害性疼痛と確定、一方のみ当てはまれば神経障害性疼痛の要素を一部もっていると診断する。

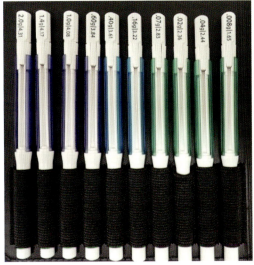
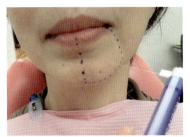
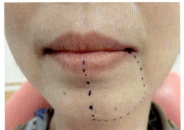

a：当科で使用している SW 知覚テスター　　b：知覚検査と知覚鈍麻の範囲
図❺　Semmes-Weinstein monofilament 知覚テスター

3．神経障害性疼痛の薬物療法

　現在、神経障害性疼痛に対して使用可能な薬剤として、プレガバリン（リリカ®）、アミトリプチリン（トリプタノール®）、ミロガバリン（タリージェ®）などが挙げられる。2016年からアミトリプチリンにも「末梢性神経障害性疼痛」の適応症が追加され、2019年には「末梢性神経障害性疼痛」に対しミロガバリンも使用可能となった。

　また、ミロガバリンは2022年3月には中枢性も含めた神経障害性疼痛全般に使用可能となった。日本ペインクリニック学会から、現在、『神経障害性疼痛薬物療法ガイドライン改訂第2版』が発刊されており、神経障害性疼痛の薬物療法アルゴリズム（図6）に従って薬を選択することが望まれる。

①第一選択薬
・カルシウムチャネルα2δリガンド：
　a）プレガバリン（リリカ®）
・作用機序：シナプス前終末における「Ca^{2+} チャネル」の「$α2δ$ サブユニット」との結合により流入する Ca^{2+} を低下させ神経伝達物質の放出を抑制し、過剰

- カルシウムチャネルα2δリガンド：
  プレガバリン（リリカ®）、ミロガバリン（タリージェ®）、ガバペンチン（ガバペン®）
- 三環系抗うつ薬（TCA）：
  アミトリプチリン（トリプタノール®）、ノルトリプチリン、イミプラミン
- セロトニン・ノルアドレナリン再取り込み阻害薬（SNRI）：
  デュロキセチン（サインバルタ®）

第一選択薬

- ワクシニアウイルス接種家兎炎症皮膚抽出液：
  ノイロトロピン
- 弱オピオイド鎮痛薬：
  トラマドール

第二選択薬

- オピオイド鎮痛薬：
  フェンタール、モルヒネ、オキシコドンなど

第三選択薬

図❻　神経障害性疼痛の薬物療法アルゴリズム（参考文献10)より引用改変）

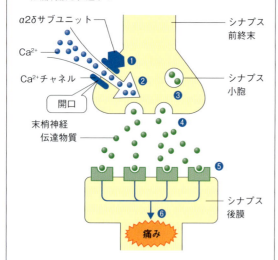
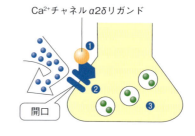
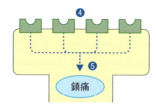

図❼　プレガバリン、ミロガバリンなどのCa²⁺チャネルα2δリガンドの作用機序。Ca²⁺チャネルα2δリガンドは神経障害に伴う疼痛に対して、鎮痛効果をもたらす（参考文献8)より引用改変）

120　　2　ケース別・痛みの原因と対応

興奮したニューロンを鎮め鎮痛作用を発揮する（**図7**）。

- **用法**：初期用量1回75mgを1日2回（1日150mg）。以後1週間以上かけて漸増。1日最高用量600mgを超えない（腎排泄のため、腎機能低下にはクレアチニンクレアランス値に応じた投与量、投与間隔を調節）。

- **副作用**：浮動性めまい、傾眠、浮腫など

b）ミロガバリン（タリージェ®）

用量がプレガバリンの約1/10である。

- **作用機序**：プレガバリン（リリカ®）と同じ。

- **用法**：初期用量1回5mgを1日2回（1日10mg）。その後、1回用量として5mgずつ1週間以上の間隔を空けて1日30mgまで漸増。腎機能低下に注意する。

- **副作用**：傾眠、浮動性めまい、肝機能障害など

c）ガバペンチン（ガバペン®）

海外では第一選択薬である。a）、b）と同じ作用機序を示し、鎮痛作用も同程度だが、わが国では疼痛に対しては、保険適用外である。

- **三環系抗うつ薬（TCA）**：

d）アミトリプチリン（トリプタノール®）

- **作用機序**：抗うつ作用によるものではなく、中枢神経系におけるセロトニン・ノルアドレナリン再取り込みを阻害する（**図8**）ことにより、痛みに対する下行性抑制系を賦活して、疼痛を軽減する（**図9**）が、それ以外の神経伝達物質が受容体と結合する働きも阻害してしまう（各種受容体に関する副作用が多い）。ただし即効性はない。治療必要数（Number needed to treat：NNT）ではプレガバリンより値が低く、有効性が指摘されている。

- **用法**：初期用量1回10mg、1日1回。その後、年齢、症状により適宜増減するが、1日150mgを超えない。

- **副作用**：眠気、抗コリン作用（口渇、便秘、排尿障害）や心電図異常（QT延長）、過量投与で心不全のリスクなど

- **セロトニン・ノルアドレナリン再取り込み阻害薬（SNRI）**：

e）デュロキセチン（サインバルタ®）

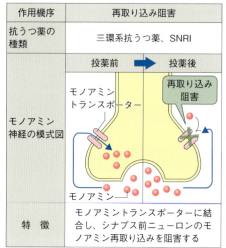
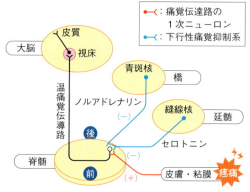

図❽ 三環系抗うつ薬（TCA）とセロトニン・ノルアドレナリン再取り込み阻害薬（SNRI）の作用機序。セロトニンやノルアドレナリンなどのモノアミンの再取り込み阻害を行う（参考文献[8]より引用改変）

図❾ 抗うつ薬と下行性痛覚抑制系。セロトニン系とノルアドレナリン系の2つの神経経路が関与し、抗うつ薬により、セロトニンとノルアドレナリンの濃度が上昇すると、下行性痛覚抑制系が賦活され、疼痛が抑制される（参考文献[8]より引用改変）

- 作用機序：セロトニン・ノルアドレナリン再取り込み阻害による（図8）、痛みに対する下行性痛覚抑制系の活性化（図9）。各種受容体に関する副作用が少なく、安全性が高い。
- 用法：20mg/日から治療を開始し、1～2週間後に最適投与量（維持量）40～60mg/日まで増量する。40～60mg/日で投与開始後1週間目から鎮痛効果が得られる。
- 副作用：傾眠、悪心、肝障害など

②第二選択薬
- ワクシニアウイルス接種家兎炎症皮膚抽出液：ノイロトロピン
- 弱オピオイド鎮痛薬：トラマドール

③第三選択薬
- オピオイド鎮痛薬：フェンタニル、モルヒネ、オキシコドン
  表1に示した3つの薬剤（プレガバリン、アミトリプチリン、ミロガバリン）

表❶　薬物の使用上の注意点（参考文献[4]より引用改変）

	プレガバリン（リリカ®）	アミトリプチリン（トリプタノール®）	ミロガバリン（タリージェ®）
適応症	神経障害性疼痛	末梢性神経障害性疼痛	神経障害性疼痛
用法・用量	初期用量1回75mgを1日2回（1日150mg）。その後1週間以上かけて1日用量とし300mgまで漸増。1日最高用量は600mg	初期用量1回10mgを1日1回。その後、年齢、症状により適宜増減するが、1日150mgを超えない	初期用量1回5mgを1日2回（1日10mg）。その後、1回用量として5mgずつ1週間以上の間隔をあけて1日30mgまで漸増
実際の処方例	めまいなどの副作用の確認と忍容性を高めるため、初回投与量は1回25mg。1日2回（1日50mg）から開始して1週間程度で漸増していくことを推奨	眠気などの副作用の確認と忍容性を高めるため、初期用量10mgから開始し、1週間程度を経ながら10mgずつ漸増していくことを推奨	傾眠などの副作用の確認のため、夕食後5mgの内服から開始し、翌朝、副作用がなければ朝食後も5mgを内服
禁忌	薬剤過敏症	心筋梗塞回復初期閉塞隅角緑内障尿閉モノアミン酸化酵素阻害剤を投与中の患者	薬剤過敏症
副作用	浮動性めまい（23%）傾眠（16%）浮腫（10%）	口渇（10%）眠気（8%）眩暈（2%）	傾眠（20%）浮動性めまい（12%）
使用に関する注意点	腎機能障害	自殺念慮QT延長症候群	腎機能障害

のいずれも、副作用に傾眠やめまいが高頻度に発生する。そのため、通常の用法・用量よりも少量から開始する。少量から1週間程度内服すると忍容性が高まり、その後の漸増も可能となることが多い。とくにプレガバリンに関しては、用法どおり1日量150mgから開始すると、めまいや傾眠で内服困難になることが多いため注意が必要である。

◆副作用対策

• 腎機能障害：クレアチニンクレアランス値を用いた投与量の調整が必要である。

• 肝機能障害や血小板減少：定期的な血液検査を行い、副作用をチェックする。

- QT延長：三環系抗うつ薬（アミトリプチリン）は増量によるQT延長がみられることがある。そのため、心電図によるチェックが必要である。

●

　これらの薬剤を使用する際には、副作用や禁忌を十分に理解し、必要に応じてペインクリニックなどの専門機関との連携を考慮する。神経障害性疼痛による薬物療法は、有効であるエビデンスが示されているものの、依然として難治性である。

 ## 症例

　一般開業医からの紹介や、当科で抜歯後に生じた知覚神経障害・神経障害性疼痛が出現し、治療を行った症例を供覧する。

◆症例1
患者：47歳、女性
主訴：抜歯後の下唇〜オトガイ部のしびれ感
既往歴：なし
現病歴：2週間前、当科にて全身麻酔下に 8|8 の抜歯を施行し、外来での経過観察のため再診した。抜歯後から下唇〜オトガイ部の違和感を自覚し、その後痺れ感も伴うようになった。
現症：図10に術前のX線写真と術中の口腔内写真を示す。CTでは、|8 根尖舌側に接して下顎管の走行を認める。術中は下歯槽神経血管束の損傷はあきらかではなかったが、抜歯窩に一部露出を認めた。外来にてSW知覚テスターにて客観的検査を行った結果、左側下唇〜オトガイ部に2.0g重を識別できない領域を認めた。
診断：抜歯後知覚神経障害、Seddonの分類：①一過性神経伝導障害（Neurapraxia）
経過：メコバラミンの内服（1.5mg/日）を開始した。アロディニアや痛覚過敏症状は認めなかった。術後3ヵ月投薬を継続した。再評価において、自覚症状として知覚鈍麻は気にならない程度まで改善し、日常生活に問題なく創部経過も良好

症例1

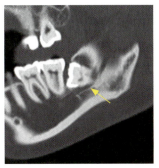 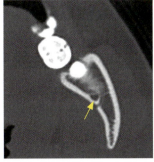 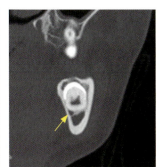

図⑩a 初診時のCT。矢状断　図⑩b 初診時のCT。水平断　図⑩c 初診時のCT。冠状断

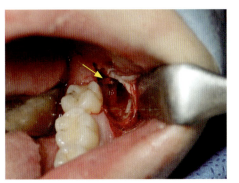

図⑩d 術中の口腔内写真

であった。

◆症例2

患者：23歳、女性

主訴：左側舌半分の知覚（味覚を含む）がまったくない

既往歴：なし

現病歴：当科初診の一週間前に、近医かかりつけ歯科で|8 抜歯術を施行された。その直後から、左側舌半側の感覚（知覚・味覚）がまったくないことを主訴に紹介来院された。

現症：図11に当科初診時のX線写真と口腔内写真を示す。図1bで示したように、智歯抜歯時の第2大臼歯遠心横切開線が遠心方向へまっすぐ設定されたために、

症例2

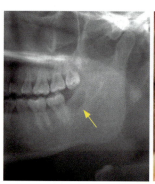
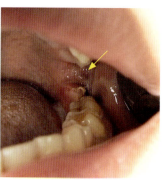

図⓫　初診時のパノラマX線写真（左）と口腔内写真（右）

切開時に舌神経を損傷したと考えられた。
診断：抜歯後知覚神経障害、Seddonの分類：③神経断裂（Neurotmesis）
経過：全身麻酔下に顕微鏡下で舌神経の吻合術を行った。薬物療法として、術前からメコバラミンの内服（1.5mg/日）を開始し術後も継続した。ステロイドの内服は術後から開始し、60mg/日から2週間かけて10mg/日へと漸減しながら中止した。術後1年で舌の味覚・知覚は日常生活に支障がない程度まで改善した。

◆症例3

患者：46歳、女性
主訴：8⏌、⎿8⏋8抜歯希望
既往歴：なし
現病歴：近医かかりつけ歯科より上記部位の抜歯依頼で当科紹介受診となった。
現症：図12に術前のX線写真と下歯槽神経血管束の損傷時の口腔内写真を示す。下顎管は埋伏歯根尖の舌側に接触して走行していた。全身麻酔下に8⏌、⎿8⏋8の抜歯を施行したところ、⎿8の歯根分割時にバーにて下顎管損傷が疑われた。出血部をガーゼ圧迫により止血を図り精査を行ったところ、下歯槽神経の損傷が認められた。
診断：抜歯後知覚神経障害、Seddonの分類：③神経断裂（Neurotmesis）
経過：即座にそのまま顕微鏡下での下歯槽神経吻合術を行った。損傷断端を下顎

症例3

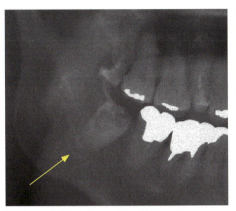

図⑫a 初診時のパノラマX線写真

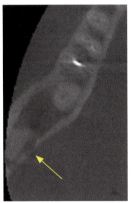

図⑫b 初診時のCT。水平断

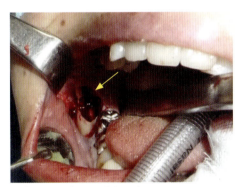

図⑫c 術中の口腔内写真

管内より愛護的に剖出して断端形成を行い、神経周膜吻合を8-0ナイロン糸にて4針行った。神経吻合術に要する時間は約15分程度である。薬物療法として、術後にステロイドの内服（60mg／日から2週間かけて10mg／日へと漸減しながら中止）とメコバラミンの内服（1.5mg／日）を開始した。9ヵ月継続した再診時には、日常生活に支障がないほどに知覚鈍麻の改善がみられた。創部経過は良好であった。この症例を通して、術中手技の向上と術前の詳細な画像評価、リスク診断、トラブル発生時の術中対応の重要性が改めて確認された。

症例4

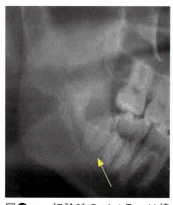
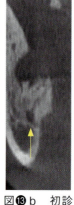
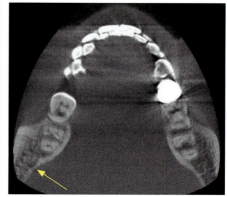

図⓭a　初診時のパノラマX線写真　　図⓭b　初診時のCT。冠状断　　図⓭c　初診時のCT。水平断

◆症例4

患者：27歳、男性

主訴：8⏋抜歯中断後の鈍痛、知覚異常

既往歴：なし

現病歴：近医かかりつけ歯科にて8⏋抜歯施行中に電撃痛様の激痛があり、歯冠の一部が抜去された時点で抜歯が中断された。その直後より、右下口唇（右側下歯槽神経支配領域）の知覚麻痺と鈍痛の持続を認めたため、精査・加療目的に当科へ紹介受診となった。

現症：図13に初診時のX線写真を示す。パノラマX線写真およびCBCTでは、8⏋の歯根の残存と根尖直下に接触する下顎管（下歯槽神経・血管束）を認めた。

診断：知覚神経障害、神経障害性疼痛（残存歯根による直接的・間接的圧迫による）

経過：可及的すみやかに全身麻酔下に8⎜8の抜歯術を施行した。抜歯後2週間の再診時には、右下口唇の知覚麻痺および神経障害性疼痛は完全に消失した。創部経過も良好であった。

症例5

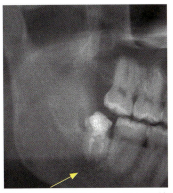
図⑭a 初診時のパノラマX線写真

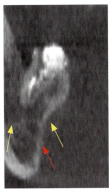
図⑭b 初診時のCT。冠状断

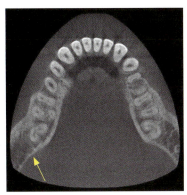
図⑭c 初診時のCT。水平断

◆症例5

患者：41歳、男性

主訴：右側下顎の疼痛

既往歴：心室性期外収縮、喘息、虚血性大腸炎

現病歴：近医かかりつけ歯科より、8̅疼痛の精査・加療依頼で当科紹介受診となった。初診時には、8̅の強い疼痛（NSAIDsは奏効せず）と、Vincent症状を認めた。

現症：図14に術前のX線写真を示す。8̅根尖周囲に慢性根尖性歯周炎からの骨髄への炎症感染拡大、下顎骨骨髄炎と思われるX線不透過像を認め、下顎管周囲に及んでいた。

診断：8̅根尖性歯周炎に起因する右側下顎骨骨髄炎

経過：下顎骨骨髄炎は難治性であり、原因歯の抜歯によって完治しない可能性があることを十分説明し、静脈内鎮静下に8̅抜歯術を施行した。術後、抜歯窩治癒遅延を示し、局所処置にて症状の改善を認めた。しかし、術前から認めていたVincent症状は改善していない。下顎骨骨髄炎に対して、画像評価による経過観察を行い、手術治療を検討している。

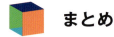 ## まとめ

　抜歯後の知覚神経障害や神経障害性疼痛は、患者のQOLに重大な影響を与える。われわれ歯科医師は、とくに三叉神経に関連する抜歯後に生じ得る神経障害および疼痛に対する診断や治療手段、薬剤の選択の根拠、そして適応について包括的に精通する必要がある。

　最も大切なことは、もしも抜歯時または抜歯処置に関連して神経損傷を起こした可能性があったり、抜歯後にこのような合併症を併発した際には、長期間自院にて経過観察を行わずに、可能なかぎり早期に近隣の市中病院や大学病院などの高次医療機関へ、情報提供のうえで精査加療を依頼することである。

　また、患者とのコミュニケーションを重視し、術前・術後のリスクと発生時の対策について十分に説明を行い、適切なフォローアップを行うことも重要である。

【参考文献】

1) 管野貴浩, 助川信太朗, 他：HYORONブックレット　安全に, そして上手に行う難抜歯患者の全身状態の術前評価と埋伏歯・残根の抜歯のポイント. ヒョーロン・パブリッシャーズ, 東京, 2019.
2) 堀之内康文：必ず上達　抜歯手技. クインテッセンス出版, 東京, 2010.
3) 日本口腔外科学会：口腔外科YEARBOOK　一般臨床家, 口腔外科医のための口腔外科ハンドマニュアル'08. クインテッセンス出版, 東京, 2008.
4) 村岡 渡：口腔領域の神経障害性疼痛の診断と薬物療法. 日本口腔外科学会雑誌. 67(1)：2-6, 2021.
5) 髙田 訓：歯科口腔領域の末梢神経障害の予防と診断. 日本口腔外科学会雑誌, 66(11)：530-539, 2020.
6) 佐々木研一：インプラント治療による下歯槽神経障害の状況別薬剤の知識. 36(4)：219-233-247, 2023.
7) 野間弘康, 金子 譲：カラーアトラス抜歯の臨床. 医歯薬出版, 東京, 1991.
8) 医療情報科学研究所：薬が見える vol.1（第2版）. メディックメディア, 東京, 2021.
9) 日本歯科麻酔学会ガイドライン作成委員会：歯科治療による下歯槽神経・舌神経損傷の診断とその治療に関するガイドライン. 2019. https://minds.jcqhc.or.jp/summary/c00499
10) 日本ペインクリニック学会神経障害性疼痛薬物療法 ガイドライン改訂版作成ワーキンググループ：神経障害性疼痛薬物療法ガイドライン改訂第2版, 2016. 真興交易, 東京, 2016. https://www.jspc.gr.jp/Contents/public/kaiin_guideline06.html

3

抜歯および抜歯後管理
〜ここが知りたいQ&A〜

抜歯および抜歯後管理
〜ここが知りたい Q&A 〜

管野貴浩 —— Takahiro KANNO ——
島根大学医学部　歯科口腔外科学講座

Question 1

Q. 高齢者や基礎疾患をおもちの患者で、医科からの血液検査数値を提供してもらった際、「この数値はとくに確認しておくべき」というものはありますか？

A. 超高齢社会において、抜歯術は高齢患者におけるリスクが高い治療の一つです。とくに基礎疾患や既往歴を有する患者では、検査値の確認などの術前評価が術中・術後の安全性を確保する鍵となります。

1. 血球に関する評価

① 白血球数（WBC）および好中球数（NEUT）

　・正常範囲：

　　　WBC：4,000 〜 9,000 / μL

　　　NEUT：1,500 〜 8,000 / μL（全白血球数の40 〜 70%）

白血球数全体と好中球数は、患者の免疫状態や感染リスクの把握に役立ちます。

　・好中球増加（>8,000/ μL）：

急性感染症（例：根尖性歯周炎、膿瘍）や炎症状態が示唆される場合がありま

表❶ PT-INR 範囲と対応

INR 範囲	対応
PT-INR ≤ 2.5	抜歯可能（通常の局所止血処置で対応可能）。局所止血剤の併用を検討
PT-INR 2.5–3.0	注意深く対応：抜歯後の出血リスクが高いため、止血処置を強化（ゼラチンスポンジ、酸化セルロース）
PT-INR > 3.0	抜歯は避けるべき。医科主治医と相談し、抗凝固療法の調整を検討（ヘパリン置換を含む）

す。この場合、抜歯前に感染の沈静化を優先すべきです。

・**好中球減少**（<1,500/ μL）：

感染防御力が低下している可能性があり、とくに以下の基準で対応を判断してください。

軽度減少（1,000 ～ 1,500/ μL）：抜歯可能。ただし、抗菌薬の予防投与を推奨。

中等度減少（500 ～ 1,000/ μL）：感染リスクが高いため、医科と相談のうえ、抗菌薬や術後の管理を徹底。

重度減少（<500/ μL）：原則、抜歯を延期します。感染予防の環境整備が必須です。

② 血小板数（PLT）

血小板数は出血リスクの指標です。とくに5万 / μL 以下では注意が必要で、適切な止血対策を講じるか、医科との連携を検討してください。

2. 止血・凝固に関する評価

① PT、APTT、PT-INR

・抗凝固療法中の患者（とくにワルファリン服用中）の場合、INR（国際標準比）は重要な指標です。

・PT-INR の目安（**表1**）：

<3.0：抜歯可能。ただし、局所止血を徹底。

>3.0：出血リスクが高いため、医科主治医と調整し、可能であれば抗凝固薬の調整を行います。

3. 代謝および栄養状態

① 血糖値および HbA1c

糖尿病患者では、感染リスクや創傷治癒の遅延が懸念されます。

- ・HbA1c：8.0% 以上の場合、感染リスクが高まり治癒不全の可能性があるため、糖尿病管理を優先してください。

② アルブミン値（Alb）

栄養状態を示す指標であり、低アルブミン血症（<3.5 g/dL）は創傷治癒遅延のリスク因子です。栄養改善が必要です。

4. 基礎疾患に基づく評価

- ・**心疾患**：BNP や NT-proBNP で心不全リスクを評価します。
- ・**腎機能**：eGFR、BUN、クレアチニン値を確認し、薬剤の投与量調整が必要か判断します。
- ・**肝機能**：AST、ALT、ALP、ビリルビン値で薬剤代謝能力の低下を把握します。

5. 注意点

高齢患者の抜歯では、歯科と医科の連携が不可欠です。疑問があれば、医科主治医に確認し、必要に応じて追加検査や抜歯計画の見直しを検討してください。事前準備と患者個々の状態に応じた配慮が、術後の安全性を確保します。

Question 2

Q. 一般開業医では手を出さず、口腔外科に紹介したほうがよいという患者の基準のようなものはありますか？

A. 一般歯科開業医が対応すべきか、口腔外科専門医への紹介を選択すべきかを判断する際には、患者の全身状態、局所の状態、そして術後の合併症リスクを総合的に評価することが必要です。

1. 全身状態に基づく基準

① 抗凝固療法中の患者

ワルファリンやDOAC（直接経口抗凝固薬）を服用中で、PT-INRが高値の場合（>3.0）や、医科主治医と治療方針の調整が必要な場合は、専門医への紹介が望ましいです。

② 心疾患を有する患者

不安定狭心症や重度の不整脈、最近の心筋梗塞（6ヵ月以内）の既往がある場合、術中・術後リスクが非常に高いため、適切な医科連携のもとで対応する必要があります。

③ 免疫抑制状態の患者

抗がん薬治療中、骨髄抑制状態、HIV感染症などの場合は、感染リスクが高いため、慎重な術前準備と術後管理が求められます。

④ 糖尿病患者

血糖コントロール不良（HbA1c >8.0%）の患者では、感染リスクや創傷治癒遅延が懸念されるため、適切な管理が行える施設での抜歯が推奨されます。

⑤ 腎不全や透析患者

　透析患者やクレアチニン値異常がある患者では、薬剤の用量調整や術後の代謝管理が必要です。

⑥ 肝疾患患者

　肝硬変や肝機能低下が著しい場合（例：高ビリルビン値、PT-INR延長）は、出血リスクが高いため、専門的な管理が必要です。

2. 局所状態に基づく基準

① 埋伏歯の抜歯

　完全埋伏智歯や下顎管・上顎洞に近接している歯の抜歯は、高度な手技と設備が必要なため、口腔外科専門医への紹介が適切です。

② 歯根の破折や残留

　抜歯中に歯根が破折し、周囲の骨や軟組織に埋伏している場合は、口腔外科専門医による外科的処置が望まれます。

③ 顎骨病変に関連する歯

　囊胞や腫瘍（良性・悪性）が疑われる場合、または骨髄炎の兆候がある場合には、精密診断および外科的管理が必要であり、口腔外科専門医への紹介が必要です。

3. 特殊な患者背景

① 強い恐怖症や拒否反応

　全身麻酔や静脈内鎮静が必要な場合、開業医では対応が難しいため、専門施設への紹介が適切です。

② 認知症や精神疾患を有する患者

　治療に対する協力が得られない場合、安全かつ円滑な治療のために専門医との連携が推奨されます。

③ 高齢者や介護が必要な患者

　術後ケアが複雑で、全身状態が脆弱な患者には、医科との連携を強化した体制

での治療が望まれます。

4. 医療設備や技術的要因
① 高度なモニタリングが必要な場合
　術中の血圧や心電図、酸素飽和度の管理が求められる患者は、医療設備が整った施設での対応が適切です。
② 高度な外科的スキルが必要な場合
　顎骨再建や広範囲な外科処置が予想される場合は、専門医の技術が求められます。

5. 周術期管理が複雑な場合
　人工心臓弁の装着患者や透析患者など、周術期管理が高度な連携を要する場合には、専門医療機関への依頼が最善の選択です。

まとめ
　上記の基準に該当する患者では、一般開業医が対応するよりも、口腔外科専門医への紹介が望ましい場合が多いです。迷いがある場合でも、専門医に事前相談を行うことで、患者に最適な治療方針を立てることができます。紹介基準を明確にし、適切なタイミングで専門施設に依頼することで、患者の安全を確保し、合併症リスクを最小限に抑えることが可能です。

Question 3

Q. 歯胚抜歯（とくに智歯）のメリットとデメリットを教えてください。

A. 顎骨内に埋伏する歯胚の抜歯（一般的には埋伏智歯や未萌出の歯胚を外科的に摘出する手術）は、その適応や患者の状況に応じて、以下のメリットとデメリットが挙げられます。しかしながら、歯科臨床においては予防的抜歯として一般的になされることはなく、医療者と患者や家族との十分な説明と同意のもとで実施がなされるべきです。

とくに、16歳未満の患者に対する智歯の抜歯（歯胚抜歯を含む）は、保険の適用外とされています。これは、顎顔面骨の成長過程にある若年者の埋伏智歯抜歯が、必ずしも医療上必要と判断されないことが多いためです。ただし、歯原性腫瘍や囊胞の形成、感染症、顎変形症の患者など、明確な病的状態や症状が認められる場合には、保険適用とされることがあります。

1. 歯胚抜歯のメリット

① 将来的なトラブルの予防

- **歯列不正のリスク軽減**：智歯の発育により隣接歯が圧迫され、歯列不正が生じる可能性を予防できます。とくに歯列矯正を予定している患者では、早期の抜歯が治療の成功率向上に寄与します。
- **顎骨や隣接歯へのダメージ防止**：成長途中の歯胚が下歯槽神経や隣接歯根に接近すると、後の抜歯が困難となり、隣接歯の歯根吸収リスクが高まるため、早期に除去することでこれらを防げます。

② 関連疾患の予防
　・**歯原性嚢胞や腫瘍のリスク低減**：歯胚が発育することで、含歯性嚢胞や歯原性腫瘍（エナメル上皮腫など）が発生する可能性があるため、早期の抜歯で予防できます。

③ 手術の侵襲が低い
　若年者の顎骨や歯周組織は柔軟性が高く、手術の侵襲が比較的少ないため、術後の疼痛や腫れが軽度で済む場合が多いです。

2. 歯胚抜歯のデメリット
① 外科的リスク
　・**神経損傷**：下歯槽神経や上顎洞に近接した歯胚を除去する際、感覚麻痺や異常感覚のリスクがあります。
　・**感染の可能性**：骨内の手術に伴い、術後感染や骨髄炎を引き起こす可能性があります。

② 成長への影響
　・**顎骨の発育に対する影響**：成長期の若年患者では、早期に抜歯することで顎骨の発育に悪影響を及ぼす可能性があります。
　・**隣接歯の損傷**：手術中の操作が適切でない場合、隣接歯の歯根やエナメル質を損傷することがあります。

③ 経済的・時間的負担
　・**費用**：16歳未満の智歯抜歯は、保険適用外であり、自費治療となる場合があります。
　・**術後ケア**：痛みや腫れなど、術後の経過観察が必要となり、患者や家族の負担が増える可能性があります。

3. 判断基準
① 抜歯が推奨されるケース
　・歯胚が隣接歯根に近接している場合

・歯胚の周囲に囊胞や病変が形成されている場合

・矯正治療の計画に支障を来す場合

② **経過観察が推奨されるケース**

・症状がなく、CTやX線検査で異常がみられない場合

・成長期の顎骨発育に悪影響を及ぼす可能性がある場合

4. 注意点

　患者やその家族への十分な説明と同意が重要です。歯胚抜歯にはメリットだけでなくデメリットも存在するため、患者の全身状態、生活背景、今後の治療計画を考慮したうえで慎重に判断する必要があります。また、必要に応じて口腔外科専門医に相談し、適切な治療方針を決定してください。

Question 4

Q. 埋伏歯など、抜歯しないほうがよい症例の見極めについて教えてください。

A. 埋伏智歯の抜歯を行うかどうかの判断は、患者の全身状態や埋伏歯の位置、関連病変の有無、将来的なリスクを慎重に評価する必要があります。抜歯を避けるべきケースについて知ることが重要です。

1. 全身状態に基づく判断

① 高リスクの全身疾患を有する場合

・**抗凝固療法中**：PT-INR がコントロール困難な患者では出血リスクが高いため、抜歯は避けるか慎重に計画します。

・**重度の心疾患**：不安定狭心症、最近の心筋梗塞、重度の不整脈がある場合、抜歯による全身的負担が大きくなるため、優先順位を慎重に検討します。

・**免疫抑制状態**：抗がん薬治療中、HIV 感染、骨髄抑制がある患者では感染リスクが高いため、抜歯を避けることが望ましい場合があります。

・**高齢患者**：全身麻酔や侵襲的手術が患者の体力を著しく消耗させる場合、経過観察を選択することがあります。

② 薬剤関連のリスクがある場合

・ビスフォスフォネート製剤やデノスマブを使用中の患者では、顎骨壊死のリスクが高いため、抜歯を避け、慎重に経過観察を行うべきです。

2. 埋伏歯の解剖学的位置と状態

① 下顎埋伏智歯

- **下歯槽神経管に接触または交差**：抜歯時に神経損傷を引き起こすリスクが高い場合、抜歯を控えます。
- **深部埋伏**：広範囲な骨削除が必要となり、術後合併症のリスクが高い場合は経過観察を選択します。

② 上顎埋伏智歯

- **上顎洞に近接または洞内に存在**：抜歯により上顎洞穿孔や炎症を引き起こすリスクがある場合は、抜歯を避けるべきです。
- **周囲に病的変化が認められない場合**：X線やCT検査で囊胞や腫瘍、隣接歯の影響がない場合は、経過観察を優先します。

3. 症状の有無と将来的リスク

① 症状がない場合

痛みや腫れ、感染症の兆候がなく、長期間にわたり無症状である場合は、抜歯によるメリットが少ないと判断されます。

② 将来的なリスクが低い場合

- 埋伏歯が安定した位置にあり、隣接歯や周囲組織に影響を与えない場合は、経過観察が推奨されます。
- 患者が高齢で、抜歯が生活の質（QOL）に大きな影響を与える場合は、抜歯を避ける選択肢も検討されます。

4. 患者の心理的要因と背景

① 強い恐怖症や拒否反応

- 抜歯に対する強い恐怖感や術後の合併症への不安が大きい場合、心理的負担を軽減するために経過観察が選択されることがあります。

② 生活や社会的背景

- 術後ケアが困難な場合や、介護を要する患者では、抜歯後の合併症リスクを

考慮して非侵襲的な管理を選択することが望ましいです。

5. 決定のための追加評価

① 画像診断

・パノラマ X 線写真や CT・CBCT を用いて、埋伏歯の正確な位置関係を評価します。

・神経管、上顎洞、隣接歯との関係を詳細に把握し、病的変化の有無を確認します。

② 症状の確認

・疼痛、腫れ、排膿などの症状がみられない場合、積極的な抜歯の必要性は低いと判断されます。

まとめ

抜歯を避けるべき埋伏歯の見極めには、患者の全身状態、埋伏歯の解剖学的位置、病的変化の有無、将来的なリスクを総合的に評価する必要があります。とくに無症状で病的変化がない場合、抜歯のメリットよりもリスクが上回ることが多いため、経過観察が推奨されます。判断が難しい場合は、口腔外科専門医との連携を行い、患者の安全を第一に考慮した治療方針を決定してください。

Question 5

Q. 抜歯後疼痛が起こりやすい状況とはどのような状況でしょうか？

A. 抜歯後の疼痛は患者にとって最も一般的な術後症状の一つです。疼痛の発生は、術中の操作、抜歯の難易度、患者の全身状態、術後の管理に大きく影響されます。疼痛が起こりやすい状況を把握し、具体的な要因と対策を理解しましょう。

1. 抜歯の難易度や侵襲度
① 下顎埋伏智歯
- **難抜歯**：水平埋伏や深部埋伏の場合、下顎管に近接していることが多く、骨削除や広範囲の操作が必要となります。この結果、術後の炎症や疼痛が強くなります。
- **骨密度の影響**：下顎骨は硬いため、骨削除時に周囲組織への影響が大きくなり、疼痛が発生しやすくなります。

② 上顎埋伏智歯
- **上顎洞への影響**：抜歯が上顎洞に近接または連続している場合、骨が薄いため術後疼痛や炎症が強くなることがあります。

2. 術中および術後の炎症の要因
① 過剰な骨削除や軟組織損傷

骨削除や歯周組織の切開範囲が広い場合、術後炎症が強くなり疼痛が増します。

② 血餅形成不良（ドライソケット）

　術後、抜歯窩内に血餅が形成されない場合、歯槽骨が露出して疼痛が顕著になります。これはとくに下顎智歯で発生頻度が高く、原因として、吸引や頻回の含嗽と喫煙や不適切な術後ケアが挙げられます

③ 感染

　創部感染による炎症が広がると、疼痛が持続しやすくなります。

3. 患者の全身状態

① 高齢者

　骨密度が低く、治癒能力が低下しているため、術後の炎症が長引き疼痛が強くなることがあります。

② 基礎疾患

　糖尿病などの慢性疾患を有する患者では、創傷治癒が遅延し、疼痛が長期化しやすいです。

③ 免疫低下

　抗がん薬治療中や免疫抑制状態の患者では、感染リスクが高く疼痛が増す傾向があります。

4. 術後管理や生活習慣

① 喫煙

　喫煙は血流を悪化させ、血餅の形成を阻害し、治癒を遅らせるため疼痛が長引く原因となります。

② 術後の自己管理不足

　過度な含嗽や物理的刺激（舌で触る、硬いものを噛むなど）が炎症を悪化させ、疼痛が続くことがあります。

③ 患者のコンプライアンス不足

　指示された鎮痛薬や抗菌薬の服用を怠ることが疼痛の持続に影響します。

5. 心理的要因

① 不安や緊張

手術への恐怖や術後の不安が、疼痛感受性を高める可能性があります。

② 疼痛に対する耐性の個人差

個々の患者の痛覚閾値や心理状態が、疼痛の訴え方に影響します。

対策

1. 術中の侵襲を最小限に抑える

・骨削除を必要最小限にし、軟組織の損傷を軽減します。

・適切な麻酔の使用と、痛みを感じた際の迅速な対応を徹底します。

2. 術後ケアの指導

・血餅を保持するため、過度な含嗽や刺激を避けるよう指導します。

・喫煙や飲酒を控えるよう説明し、理解を促します。

3. 鎮痛薬と抗菌薬の適切な処方

・NSAIDs（非ステロイド性抗炎症薬）やアセトアミノフェンを患者の状態に合わせて処方します。

・感染が懸念される場合は、抗菌薬を併用します。

4. 心理的ケア

・患者の不安を軽減するため、術前に十分な説明を行い、術後の疼痛についても予測を共有します。

5. 早期フォローアップ

・術後1週間以内に経過確認を行い、疼痛や感染兆候を早期に発見します。

まとめ

抜歯後疼痛は多くの要因が絡み合って発生しますが、術前の計画、術中の操作、術後の適切なケアによって大幅に軽減することが可能です。疼痛が長引く場合や悪化する場合は、感染やドライソケットなどの合併症を考慮し、すみやかに対応することが重要です。

Question 6

Q. 抜歯時に根尖部が骨内に残ってしまった場合、周囲骨を削ってでも取り除くべきか、スリープさせるべきかの判断基準を教えてください。

A. 抜歯時に歯根の一部や根尖部が骨内に残ることは珍しくありません。このような場合、取り除くべきか、経過観察を選択するべきかの判断は、患者の全身状態、根尖部の状態、感染リスク、および抜歯の難易度に基づいて慎重に行う必要があります。後述する判断基準を把握したうえで、必ず患者本人と家族にいずれを選択する場合においてもそれぞれのメリットとデメリットを説明し、理解と同意を得てカルテに記載することが重要です。

1. 根尖部を取り除くべき場合

① 感染や炎症のリスクが高い

- **感染兆候の存在**：X線写真やCT画像で感染根尖性病変（歯根嚢胞、慢性根尖性歯周炎など）が確認された場合。
- **術前から感染兆候**：腫れ、痛み、排膿などの症状があり、感染が進行している場合は、感染源を除去する必要があります。

② 除去によるリスクが低い

- **神経や重要な構造物から離れている**：根尖部が下歯槽神経管や上顎洞から十分に距離があり（2mm程度以上）、除去により周囲組織を損傷するリスクが低い場合。
- **骨削除が最小限で済む**：周囲骨を削る範囲が小さく、患者への負担が軽微な

場合。

③ 免疫力が正常で全身的に安定している

感染や創傷治癒に影響を与える全身疾患がない場合、取り除くことが推奨されます。

2. 根尖部をスリープ（経過観察）させるべき場合

① 感染や炎症のリスクが低い

- **無症候性**：根尖部に感染や病変が認められず、X線写真やCT画像で病的所見がない場合。
- **骨内に完全に埋伏**：健康な骨に覆われ、周囲組織への悪影響がみられない場合。

② 除去によるリスクが高い

- **神経や重要構造物に近接**：根尖部が下歯槽神経管や上顎洞に近接し、除去が神経麻痺や上顎洞穿孔を引き起こすリスクが高い場合。
- **広範囲の骨削除が必要**：骨削除により抜歯窩が広がり、顎骨の安定性や治癒に悪影響を及ぼす場合。

③ 患者の全身状態が不安定な

- **免疫抑制状態**：抗がん薬治療中や糖尿病のコントロール不良があり、感染リスクが高い場合。
- **重篤な全身疾患**：術後の合併症リスクが高い患者では、侵襲を最小限にするため経過観察が適切です。

3. 判断のための追加評価

① 画像診断

X線検査またはCT（CBCT）を用いて、根尖部の位置や周囲組織との関係を正確に評価します。

② 症状の経過

術後の腫れや疼痛が続く場合は、感染や炎症の兆候として追加評価が必要です。

表❶ 判断基準のまとめ

判断基準	取り除く	スリープさせる
感染の有無	感染兆候や病的変化がある場合	感染や病的所見がない場合
神経や重要構造物への近接性	離れておりリスクが低い場合	近接しており除去のリスクが高い場合
患者の全身状態	健康で感染リスクが低い場合	免疫抑制状態や全身疾患を有する場合
骨削除の範囲	最小限の骨削除で済む場合	広範囲の骨削除が必要な場合

4. 術後のフォローアップ

① 経過観察を選択した場合

- **定期的な臨床評価**：術後6ヵ月程度で臨床症状の有無を確認します。
- **患者教育**：痛みや腫れが出現した場合はすみやかに受診するよう指導します。

② 根尖部を除去した場合

- **抗菌薬の適切な使用**：術後感染リスクを最小限に抑えるため、広域抗菌薬を使用します。
- **創部の管理**：歯槽部を適切に縫合し、治癒を促進します。

まとめ

　判断基準のまとめを**表1**に示します。根尖部が残留した場合の判断は、感染リスク、周囲組織への影響、患者の全身状態を総合的に評価する必要があります。感染リスクが高い場合は積極的に除去を検討しますが、侵襲が高リスクで感染の可能性が低い場合は、経過観察が適切です。患者および家族へ十分に説明し、納得を得たうえで治療方針を決定することが重要です。

抜歯および抜歯後管理～ここが知りたいQ&A～

Question 7

Q. 智歯の抜歯後、痛みや違和感を訴えるケースが多いですが、経過をみるべきか、介入するべきかのラインなどを教えてください。

A. 智歯抜歯後に疼痛や違和感を訴える患者への対応は、術後合併症を予防し、患者の満足度を向上させるうえで重要です。抜歯後の疼痛や違和感の程度や経過を観察し、必要に応じて適切な介入を行うことが求められます。

1. 経過観察を選択すべきケース

次のような状況では、経過観察が適切です。

① 正常な術後反応がみられる場合

- **疼痛の軽減傾向**：術後3～5日で痛みが徐々に和らぐ場合。
- **局所的な腫れ**：術後1～2日でピークを迎え、その後緩やかに改善する場合。
- **違和感の程度が軽微**：噛む際の軽い違和感や鈍い感覚があるが、生活に支障を来さない場合。

② 合併症の兆候がみられない場合

- **発熱がない**：術後軽度の熱感は通常の炎症反応とみなされますが、高熱を伴わない場合は経過観察で十分です。
- **排膿がない**：術後創部からの膿瘍排出や貯留がなく、感染兆候がない場合。

2. 介入を検討すべきケース

以下のような症状がみられる場合には、早期の介入が必要です。

150　　3　抜歯および抜歯後管理～ここが知りたいQ&A～

① 痛みが持続または悪化する場合

- **ドライソケットの可能性**：血餅が形成されず、抜歯窩が露出している場合。疼痛が術後1週間以上続き、鎮痛薬で効果がみられない場合はドライソケットを疑い、局所麻酔下での洗浄や鎮痛処置が必要です。

② 感染の兆候がある場合

- **術後腫れの増大**：初期炎症の範囲を超える腫れが進行する場合。
- **食渣停滞**：抜歯窩に食渣の停滞を来している場合には、創部の洗浄を行います。
- **排膿の出現**：術後創部から膿が出る場合は、感染の可能性が高いため、抗菌薬の投与や創部の洗浄を行います。
- **発熱**：38℃以上の発熱を伴う場合は、全身的な感染の可能性を考慮し、迅速に対応します。

③ 神経症状が出現する場合

- **感覚異常**：下顎智歯抜歯後の下唇や舌の知覚感覚の麻痺や異常知覚が長期間続く場合。
- **進行性の開口障害**：顎関節症状が進行し、食事や会話に支障を来す場合は、専門的な診断と治療が必要です。

3. 対応の流れ

① 経過観察の指導

- 術後の疼痛や腫れが一般的な炎症反応であることを患者に説明し、安心感を与えます。
- 血餅を保持するため、刺激を避けること（吸引、含嗽、舌で触るなど）を指導します。

② 局所処置

症状が持続する場合、抜歯窩の洗浄や消毒を実施します。必要に応じて局所止血薬や鎮痛薬を投与します。

③ 感染予防のための抗菌薬投与

感染が疑われる場合には、広域スペクトラムの抗菌薬を処方します。

④ 専門医への紹介

神経症状や高度な感染が疑われる場合、すみやかに口腔外科専門医へ紹介します。

4. 患者への説明のポイント

・術後の疼痛や腫れは通常の反応であることを強調し、過剰な不安を軽減します。

・感染や神経症状などの異常がみられた場合は、すぐに受診するよう指導します。

・痛みの程度や腫れの変化を記録するようアドバイスし、必要に応じて診察時に報告してもらいます。

まとめ

智歯抜歯後の疼痛や違和感への対応は、正常な炎症反応か異常な合併症かを見極めることが重要です。患者の訴えに耳を傾け、適切なタイミングで経過観察から介入へと切り替えることで、合併症のリスクを最小限に抑えることができます。

Question 8

Q. 抜歯後の疼痛を訴える方の割合として、男女差や年齢差などは
あるのでしょうか？

A. 抜歯後の疼痛における男女差や年齢差は、いくつかの研究から
示唆される点があります。臨床的には、個人差が大きいものの、
特定の傾向がみられることもあります。

1. 性別による疼痛の違い

① 女性のほうが疼痛を訴える割合が高い傾向

・**ホルモンの影響**：女性ホルモン（エストロゲン）は痛覚を敏感にする作用が
あり、月経周期やホルモン避妊薬の使用が疼痛感受性に影響を与える可能性
があります。

・**疼痛の報告傾向**：女性は疼痛を詳細に報告する傾向があり、逆に男性は疼痛
を過小評価する傾向があるとされています。

② 男性の疼痛報告の特性

男性は一般的に痛みを過小報告することが多いとされますが、重度の疼痛では
報告する可能性が高まります。これにより、性差がさらに顕著に見える場合があ
ります。

2. 年齢による疼痛の違い

① 若年者（20 ～ 30代）で疼痛が強い傾向

・**骨密度の影響**：若年者は骨密度が高いため、抜歯時の骨削除が侵襲的になり
やすく、術後の疼痛や炎症が強くなる傾向があります。

・**組織の柔軟性**：若年者の組織は柔軟であるものの、炎症反応が強く出ることがあります。

② **高齢者では疼痛が軽度であることが多い**

・**痛覚の変化**：加齢に伴い痛覚閾値が上昇するため、疼痛を感じにくくなる場合があります。

・**注意点**：高齢者では疼痛が軽度であっても、感染や炎症が進行している場合があるため、過信せず定期的な観察が重要です。

3. 疼痛に影響を与えるその他の要因

① **心理的要因**

・**不安や恐怖**：抜歯に対する心理的ストレスが疼痛の感受性を高める場合があります。とくに手術前に不安が強い患者では、術後の疼痛が増幅されることがあります。

② **抜歯の難易度**

・**深部埋伏智歯**：年齢や性別を問わず、深部埋伏智歯の抜歯では術後疼痛が強くなる傾向があります。

4. 対策

① **性別に応じたアプローチ**

・女性患者には、ホルモンの影響や疼痛への感受性を考慮し、丁寧な術前説明や術後ケアを提供します。

・男性患者には、疼痛を過小評価しがちな傾向を踏まえ、実際の疼痛程度について詳細に問診を行います。

② **年齢別の対応**

・若年者には術後の疼痛管理を重点的に行い、鎮痛薬の早期投与を検討します。

・高齢者には術後ケアの重要性を説明し、感染兆候に対する注意喚起を行います。

③ 心理的ケア

　術前に患者の不安を軽減するため、抜歯手技や術後の経過について十分に説明し、術後疼痛の予測を共有します。

まとめ

　抜歯後疼痛における性別や年齢の影響は、個人差が大きいものの、全般的な傾向としては女性や若年者で疼痛を強く感じることが多いとされています。一方で、疼痛の訴えに基づいて全体の状況を過小評価または過大評価しないよう、客観的な観察と適切な疼痛管理を行うことが重要です。

Question 9

Q. 抜歯時および抜歯窩の治癒促進に、レーザーを有効活用する方法はありますか？

A. 近年、レーザー治療は抜歯および抜歯窩の治癒促進において注目されています。レーザーの止血効果、殺菌作用、炎症軽減効果などは、抜歯後の疼痛や感染リスクを軽減し、治癒を促進する可能性があります。一方で、適切な使用方法と注意が必要です。また、各種レーザーの抜歯処置や抜歯後の処置への併用治療による気腫の発生トラブルも多く報告がなされており、重篤なものを含めてその使用には十分な注意と対応が必要です。

1. 抜歯時のレーザーの活用

① 利点

- **止血効果**：レーザーの熱エネルギーにより血管が凝固し、出血を最小限に抑えることができます。とくに止血が困難な患者や抗凝固薬服用者に有効です。
- **無菌的環境の形成**：レーザーには優れた殺菌効果があり、創部の細菌負荷を軽減することで術後感染のリスクを低減します。
- **軟組織の切開**：レーザーは組織に対する物理的損傷を最小限に抑え、術後の疼痛や炎症を軽減する効果が期待されます。

② 適用されるレーザーの種類

- **CO_2レーザー**：軟組織切開と止血に適しており、粘膜組織の処理に有効です。
- **ダイオードレーザー**：抗菌作用と止血効果を備え、抜歯後の感染リスク軽減に役立ちます。

・Er: YAG レーザー：骨や硬組織の削除に適用され、周囲組織への熱損傷を抑えることができます。

2. 抜歯窩治癒促進におけるレーザーの役割

① 創傷治癒の促進

・Low-Level Laser Therapy（LLLT）：低出力レーザーは線維芽細胞の増殖やコラーゲン合成を促進し、新生血管形成を助けることで治癒を加速します。

② 炎症と疼痛の軽減

レーザー光が神経伝達を抑制し、術後疼痛を軽減します。ドライソケットの発症時にも有効です。

③ 骨再生の促進

レーザーが骨芽細胞を活性化させ、新生骨の形成を促進することが報告されています。

3. 使用における注意点

① 過剰な熱損傷を避ける

レーザー出力が高すぎると、周囲組織への熱損傷や治癒遅延を引き起こす可能性があります。適切な出力設定を行い、とくに骨や軟組織の深部に注意を払います。

② 気腫のリスク

レーザー使用時には、気腫が発生するリスクがあります。とくに、過度な空気圧や過剰なエネルギーを用いると重篤な合併症に繋がる可能性があるため、注意が必要です。

③ 患者適応の選定

全身状態や局所の状況に応じて、レーザー治療が適しているかを事前に評価することが重要です。

4. 実際の治療プロトコル

① 抜歯時の使用方法

　術中の止血目的でCO_2レーザーまたはダイオードレーザーを使用します。適切な出力で軟組織を処理し、出血を抑制します。

② 抜歯窩治癒促進の手順

　抜歯後、LLLT を用いて抜歯窩周囲の軟組織を処理します。週1回程度の照射を数回行うことで、治癒期間を短縮することが期待されます。

5. レーザー治療の利点を最大化するために

- ・十分なトレーニングを受け、レーザーの特性と使用方法を正確に理解することが必要です。
- ・患者への説明を丁寧に行い、レーザー治療の目的と期待される効果を共有します。

まとめ

　レーザーは抜歯および抜歯後の治癒促進において有用なツールです。止血や炎症抑制、疼痛軽減などの効果が期待されますが、適切な使用方法と患者の選定が重要です。歯科診療においてレーザー治療を活用することで、患者満足度を高め、治療の質を向上させることが可能です。

Question 10

Q. 手術の際、麻酔の効きが悪いと感じたときに慌てないためのアドバイス、または抜歯中に麻酔が切れて追加しても効きにくいときの対処法を教えてください。

A. 局所麻酔下での抜歯中に麻酔の効きが悪い、または途中で麻酔が切れてしまった場合、術者の冷静な対応が重要です。慌てず、患者の状態を丁寧に把握し、適切な手段で対応することが、患者の安全と術後の満足度向上に繋がります。

1. 患者とのコミュニケーション

① 痛みを感じた場合の中断と確認

- 手術中に患者が痛みを訴えたり、不快な表情を見せたりした場合は、ただちに処置を中断し、痛みの部位と程度を詳細に確認します。
- 「麻酔が効いていないようなので、追加します」と患者に伝え、状況を丁寧に説明することで不安を軽減します。

② 我慢を促さない

「もう少しですから頑張ってください」など、痛みを我慢させるような声かけは避け、迅速に麻酔を追加する方針を伝えます。

2. 麻酔が効きにくい原因の考察

① 局所環境の影響

- **炎症がある場合**：抜歯部位に炎症があると、酸性環境によって麻酔薬がイオン化され、浸透が妨げられるため効果が弱まります。

・骨の硬さ：とくに下顎では骨が硬く、麻酔薬が浸透しにくい場合があります。

② 解剖学的な要因

・神経の位置：神経ブロック麻酔が正確に投与されていない場合、効果が不十分となることがあります。

③ 患者の個体差

・緊張やストレスにより疼痛閾値が下がる患者では、麻酔の効きが悪く感じる場合があります。

3. 麻酔の追加投与と代替方法

① 麻酔薬の追加投与

・**浸潤麻酔**：必要に応じて、抜歯部位周囲の軟組織に追加投与します。

・**歯根膜内麻酔**：効果が乏しい場合、歯根膜内や歯髄に直接麻酔を注入すると効果的です。

・**神経ブロック麻酔**：下顎の場合、下顎孔伝達麻酔を追加で行います。ただし、解剖学的位置を正確に把握して実施する必要があります。

② 麻酔薬の選択

・アドレナリン添加の局所麻酔薬（例：1/80,000エピネフリン添加）を使用することで、血管収縮作用による麻酔効果の延長が期待されます。

4. 術前の準備と予防策

① 麻酔の効きにくい患者の特徴を事前に把握

　疼痛閾値が低い患者や慢性疼痛の既往がある患者では、術前に静脈内鎮静法を併用する選択肢を検討します。

② 炎症がある部位の事前管理

　抜歯予定部位に炎症がある場合、抗菌薬や抗炎症薬を事前に投与してから手術を行うことで、麻酔効果を向上させることができます。

③ 患者の状態に合わせた術前説明

　痛みの可能性や麻酔の効きにくさについて事前に説明し、患者の心理的な準備

を整えます。

5. 麻酔が効きにくい状況での緊急対応

① 冷静さを保つ

　術者が焦ると、患者の不安が増し、状況が悪化する可能性があります。落ち着いて対応し、スタッフと連携を取りながら処置を進めます。

② 痛みを最小限に抑える操作

　麻酔が完全に効かない場合、痛みの少ない方法で手術を進めることを検討します。たとえば、歯冠部分の削除や分割を慎重に行い、抜歯操作を簡略化する方法です。

6. 患者への術後フォローアップ

・麻酔が効きにくかった場合、術後に疼痛が強く出る可能性があります。そのため、適切な鎮痛薬の処方と服用方法を説明します。
・術後の痛みや腫れが続く場合は早めに受診するよう患者に伝えます。

まとめ

　麻酔が効きにくい場合、原因を迅速に特定し、適切な追加麻酔や代替手段を取ることが重要です。患者との良好なコミュニケーションを保ちつつ、冷静な判断と丁寧な対応を心がけることで、安全かつ効果的な抜歯治療を提供できます。

Question 11

Q. 抜歯後に止血困難な状況に遭遇したとき、どうしたらよいでしょうか？

A. 抜歯後の止血困難は、比較的よくみられる術後の合併症であり、患者の安全を確保するために迅速で適切な対応が求められます。原因は、局所的な要因（軟組織および硬組織からの出血）と全身的な要因に分類されます。それぞれの原因と対策を把握しましょう。

準備と基本的な対応

1. 適切な器材の準備

術中の偶発的な出血に備え、歯科医院には以下のような器材を常備し、すぐに使用できる状態にしておくことが重要です。

・十分な数のガーゼ
・電気メス
・血管把持用のモスキートペアン
・吸引装置

2. 落ち着いた対応

術中に予期せぬ出血が発生した場合でも、まずは"一呼吸おいて落ち着く"ことが大切です。院長や執刀医が慌ててしまうと、患者やスタッフの不安を招き、結果として現場の混乱が状況をさらに悪化させます。

3. 初期対応としての圧迫止血

・清潔なガーゼを用いて出血部位を直接圧迫します（5～10分以上）。
・患者にガーゼを噛んでもらうか、適切に手で圧迫します。

・頭部と上半身を挙上させ、抜歯部位を心臓よりも高い位置に保つことで、静脈圧を軽減します。吸引装置を用いて、口腔内や気道への血液貯留を防ぎます。

出血源の特定と対応策

　抜歯後の出血源は、おもに**軟組織**と**硬組織**に分かれます。それぞれに応じた適切な処置が必要です。

1. 軟組織からの出血

【原因】

　・歯肉や粘膜の損傷

　・周囲血管損傷や縫合不全

【対応策】

　・**圧迫止血**：清潔なガーゼを出血部に直接当て、強く圧迫します。圧迫は少なくとも5～10分間続けます。

　・**局所麻酔薬の活用**：アドレナリン添加の局所麻酔薬（1/80,000エピネフリン添加）を出血部位周囲に注入することで血管収縮を促し、迅速な止血効果を得られます。

　・**縫合**：創縁をしっかり縫合することで、血餅を保持し出血を防ぎます。縫合が不十分な場合は、再縫合を行います。出血点が明確な場合は、その周囲を含めて縫合することで安定的な止血が可能です。

　・**焼灼法**：電気メスを用いて出血点を焼灼します。ただし、軟組織を過剰に損傷しないよう注意が必要です。

2. 硬組織（顎骨や歯槽骨）からの出血

【原因】

　・抜歯時の歯根歯冠分割時に、ゼクレアバー、ラウンド・フィッシャーバー等が骨髄内へ深く入り込んだ場合。

・骨髄内血管の損傷

・炎症性肉芽組織や歯根の残存

【対応策】

・**骨蠟（ボーンワックス）の使用**：骨髄からの出血部に直接適用し、血管口を物理的に封鎖します。

・**骨挫滅法**：骨を挫滅させることで、骨内の血管を圧迫して止血を促します。

・**局所止血剤の使用**：歯槽骨の出血部位にゼラチンスポンジや酸化セルロースを塡入し、ガーゼで圧迫します。

・**焼灼法**：電気メスを用いて骨髄出血点を焼灼します。出血点のみをピンポイントで処理し、周囲骨組織への過剰な熱損傷を防ぎます。

全身的な要因への対応

1. 抗凝固療法中の患者

抗凝固薬（ワルファリン、DOAC など）を服用中の患者では、術前に INR や PT-INR 値を確認します。INR が2.5以下であれば安全に抜歯可能ですが、それ以上の場合は主治医と相談し、適切な対応を行います。

2. 高血圧患者の対応

抜歯前に血圧を測定し、収縮期血圧180mmHg 以上または拡張期血圧110mmHg 以上の場合は、抜歯を延期することが推奨されます。患者の不安を軽減するために、術前説明や場合によっては鎮静法の併用を検討します。

3. 全身止血薬の併用

局所止血が難しい場合は、トラネキサム酸やカルバゾクロムを経口または静脈内投与することで全身的な止血効果を得ます。

高次医療機関への相談と搬送

以下のような場合、すみやかに専門医療機関に依頼または搬送を検討します。迷うことなく救急車を要請し、患者の安全を最優先に行動することが重要です。

・動脈性の持続的な出血（鮮紅色で拍動性）

・局所処置で止血が困難な場合

・全身的な要因が関与し、歯科診療所での対応が限界に達した場合

まとめ

抜歯後の止血困難に対応するためには、術前準備と術中の冷静な対応が鍵となります。原因に応じた適切な処置を行うとともに、患者の全身状態や出血リスクを事前に評価しておくことが重要です。何よりも、適切な準備と冷静な判断が患者の安全と信頼を守る基盤となります。

Question 12

Q. 抜歯後の痛みがなるべく出ない鎮痛薬の飲み方について、アドバイスをお願いします。

A. 抜歯後の疼痛を最小限に抑えるためには、鎮痛薬の適切な選択とタイミングを重視することが重要です。抜歯後の疼痛軽減に役立つ具体的な服用方法などについて解説します。

1. 鎮痛薬の服用タイミング

① 痛みが始まる前に服用する

・局所麻酔が切れる前に鎮痛薬を服用することで、疼痛が強くなるのを防ぎます。

・通常、麻酔効果は術後数時間持続します。その間に鎮痛薬を服用すると、痛みのピークを回避できます。

② 規定の服用間隔を守る

初回服用後は医師の指示に従い、一定間隔で鎮痛薬を服用します。とくに疼痛が強くなる夜間には服用を怠らないよう指導します。

2. 鎮痛薬の選択と服用方法

① 第一選択：NSAIDs（非ステロイド性抗炎症薬）

・**例**：ロキソプロフェン、イブプロフェン、ジクロフェナク（ボルタレン®）など

・**特徴**：抜歯後の炎症を抑え、疼痛を軽減します。

・**服用時の注意**：胃への負担を軽減するため、食後に服用することを推奨します。胃腸障害のリスクがある患者には、胃薬を併用します。

② 第二選択：アセトアミノフェン（パラセタモール）

　・**特徴**：NSAIDs が使用できない場合（胃腸障害、アレルギー、喘息など）に適用されます。

　・**服用時の注意**：肝機能障害の患者では用量に注意が必要です。

3. 鎮痛薬服用の補助的対策

① 術後の患部冷却

　・冷湿布やアイスパックを用いて患部を冷やすことで、炎症を軽減します。術後数時間（急性期）のみ使用します。

　・冷やしすぎによる局所の循環血流減少に注意が必要です。

② **痛みを悪化させる行動を避ける**

　・術後数日は硬い食べ物を避け、患部への物理的刺激を減らします。

　・過度の含嗽や舌での刺激を防ぐよう指導します。

③ **患者の不安軽減**

　術後疼痛は術中の操作に起因する正常な反応であることを説明し、患者の不安を軽減します。

4. 長期化する疼痛への対応

① 術後疼痛が 1 週間以上続く場合

　持続的な疼痛や悪化する疼痛は、感染やドライソケット（血餅が形成されず骨が露出する状態）の可能性があります。早急に診察を行い、洗浄や抗菌薬投与を検討します。

② ドライソケットのリスク管理

　喫煙や吸引行為が原因で血餅が失われることが多いため、術後の注意点を詳細に説明します。

5. 特殊なケースへの対応

① 高齢者や慢性疾患のある患者

- NSAIDs の長期使用が難しい場合、適切な間隔でアセトアミノフェンを処方します。
- 糖尿病患者では、感染や炎症による疼痛が増す可能性があるため、抗菌薬併用を検討します。

② 鎮痛薬の効きが悪い場合

疼痛が強い場合は、必要に応じてロキソプロフェンとアセトアミノフェンを交互に使用することで疼痛管理を強化します（医師の指示が必要）。

6. 患者教育の重要性

- 鎮痛薬の適切な使用方法、服用タイミング、そして副作用のリスクを患者に説明します。
- 術後に起こり得る疼痛の正常範囲を伝えることで、不安を軽減します。

まとめ

抜歯後の疼痛を効果的に軽減するためには、適切な鎮痛薬の選択とタイミングが重要です。患者とのコミュニケーションを通じて不安を取り除き、適切なケアを提供することで、術後の快適な回復を支援します。

【3章の参考文献】

1）菅野貴浩, 他（編）：口腔外科のスタートライン　開業医が押さえておきたい基本手技. デンタルダイヤモンド（増刊号）, 47（10）, 2022.
2）菅野貴浩, 助川信太郎 他：HYORON ブックレット 安全に, そして上手に行う難抜歯―患者の全身状態の術前評価と埋伏歯・残根の抜歯のポイント, ヒョーロン・パブリッシャーズ, 東京, 2019.
3）日本有病者歯科医療学会（編）：有病者歯科学 第3版. 永末書店, 京都, 2024.
4）日本有病者歯科医療学会（編）：歯科医療安全管理マニュアル. 医歯薬出版, 東京, 2023.
5）日本有病者歯科医療学会（編）：抗血栓療法患者の抜歯に関するガイドライン（2020年版）. 学術社, 東京, 2020.

4

抜歯後疼痛
まとめ

診断と治療アルゴリズムおよび今後の展望

小林真左子
—— Masako FUJIOKA-KOBAYASHI ——
島根大学医学部　歯科口腔外科学講座

本項のポイント

　本書のまとめとして、患者から抜歯後疼痛を訴えられた際の診断と治療のアルゴリズムについて結集します。
　日々の臨床における抜歯後の疼痛に対して、先生方が自信をもって対応されることを願ってやみません。
（管野貴浩）

　これまで、開業歯科医師の日常臨床に役立つように、抜歯後疼痛という身近なテーマについて、あらゆる角度から解説してきた。抜歯後の疼痛は、抜歯手技による組織の損傷、炎症反応、神経損傷、骨吸収抑制薬に起因する顎骨壊死などの患者の既往、背景によるもの、ドライソケット（歯槽骨炎）、抜歯後感染と原因はさまざまである（図1）。また、痛みに対する感受性にも個人差があり、慢性的な痛みを抱えている患者や、ストレス、疲労がある患者では、痛みが強く感じられることもある。われわれ歯科医師は、抜歯後に患者が訴える痛みの原因が何であるかを患者の訴え、病態、経過から適切に推測、診断し、患者に明確な説明を行ったうえで、必要に応じて適切な治療を行う必要がある。
　本項では、これまで紹介してきた抜歯後疼痛のトピックスを網羅し、抜歯後疼痛で患者が来院した場合の診断、治療のまとめ、文献による抜歯後疼痛に関するエビデンスと今後の展望について紹介する。

 ## 抜歯説明・同意書

　適切な抜歯前の説明・同意（インフォームド・コンセント）は極めて重要であ

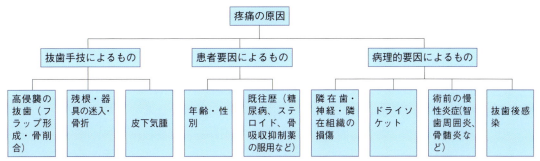

図❶ 抜歯後疼痛の原因

る。併発症の一つとして予想され得る抜歯後疼痛と治癒過程について術前に説明し、同意を得たうえで抜歯する。抜歯後に正常な炎症反応として

図❷ 抜歯術同意書（島根大学）のPDF（https://www.dental-diamond.co.jp/shop/etc/dd2412_tetteikoryaku.html）

痛みが生じること、併発症により正常な抜歯後の治癒過程を辿らない場合、どのような症状が出るのか、どのような痛みの種類なのか、どれくらい痛みの可能性があるのかなどを、事前に患者にイメージしてもらう。事前に適切な説明ができていれば、実際に抜歯後疼痛が生じた場合にも「抜歯前からご説明していたように、想定の範囲内ですが、現在〇〇といった病状で痛みが出ている可能性が高いです」などと、信頼を失わずにプロフェッショナルな対応ができる。

なお、当院では日本口腔外科学会で会員用に公開されているインフォームド・コンセント書式を改変し、使用している。リンク先をQRコードにて示すので、参照されたい（**図2**）。

抜歯後疼痛の原因による分類（図1）

ここでは、抜歯後疼痛の原因を、
- **抜歯手技によるもの**（高い侵襲の抜歯、残根、骨折など）
- **患者要因によるもの**（年齢、性別、既往歴、内服薬など）

- 病理的要因によるもの（隣在歯・組織の損傷、ドライソケット、抜歯後感染など）

の3つに分類して解説する。

抜歯後疼痛の原因として、抜歯手技によるものは、極力避ける努力が必要である。抜歯の難易度を臨床的に、また放射線画像から判断できることが前提であるが、埋伏歯の位置、萌出方向によっては骨削合を伴う高侵襲抜歯が不可欠なことも多い。術後確実に疼痛の原因となる不適切な抜歯手技による残根・骨折、抜歯器具の破折・迷入、皮下気腫については、術者としてそのリスクを十分に理解しつつ、避けなければならない併発症である。なお、万が一発生してしまった場合には、初期対応が重要であり、必要に応じて高次医療機関にあたる口腔外科へ紹介する。

患者背景による疼痛の増悪の可能性については、とくに易感染性を呈する糖尿病や腎機能障害、ステロイド服用、骨吸収抑制薬による顎骨壊死など、術前に把握し、抜歯後治癒不全、抜歯後感染について十分な説明を行う必要がある。

また、局所的な病理的要因として、隣在歯のう蝕や動揺、神経損傷、隣在軟組織の損傷、ドライソケット、抜歯後感染は抜歯後疼痛の原因として広く知られているが、その他にも、術前の慢性的な歯周炎、智歯周囲炎、骨髄炎も抜歯後疼痛の増悪因子であることを忘れてはならない。

疼痛の原因は単独とは限らず、上記の原因が複数存在したり、心理的要因が修飾する場合もある。臨床症状に応じた診断と、診断に応じた治療、経過観察、再評価を行うが、時間経過により疼痛の原因が変化することもあるため、各種ステップの繰り返しが必要になることもある。

抜歯後疼痛の初期評価

抜歯後疼痛を訴えて来院した患者には、まずは初期評価を行う。

前述のように既往歴の把握は必須であるが、まずは臨床所見、病態から、痛みの性質、病態、感染の有無などから、痛みの原因を推察し、必要な対応、治療に

ついて判断する。

1．疼痛の時期・程度・性質による分類

1）急性の疼痛

疼痛は激しく、多くは鎮痛薬を必要とし、激しい痛みがあると訴える。全身的に熱発を認めたり、頭痛、咽頭部痛を訴えたりすることもある。抜歯後数日での局所的な急性疼痛症状は、ドライソケットの可能性が高い。あきらかな排膿や貯留、著明な腫脹を認めるなど、感染を伴う場合にはすみやかな消炎処置（切開排膿処置、洗浄処置、抗菌薬、消炎鎮痛薬投与など）が必要である。

2）慢性の疼痛

抜歯後2週間以上経過しても痛みが持続することがある。神経障害性疼痛、抜歯窩治癒不全、薬剤関連顎骨壊死の慢性期、慢性骨髄炎などが原因として考えられる。

2．疼痛の病態別分類と初期対応

疼痛の部位、症状から推測し得る診断と初期対応について、本書の中で解説してきた疼痛の種類を網羅するフローチャート（**図3**）を示す。ぜひ参考にしてほしい。しかし、抜歯後疼痛の原因は多岐にわたり、その病状はフローチャートの項目が重複していたり、フローチャートが網羅していない病態が含まれたりする場合も十分に考えられる。そのため、実際には各患者に応じたオーダーメイドの診断と対応が必要になる。

また、単に抜歯後の正常な炎症反応による疼痛であることも多いが、安易に判断せず、患者の訴えに耳を傾け、加療が必要な病態であるかどうかをすみやかに判断することが重要である。

3．経過観察（再評価）とフォローアップ

初期対応で行った診断、対応の経過を必ず再評価する。症状が改善しない場合、再診を促し、精査の後に再診断を行う。また、抜歯後疼痛が改善した後も、継続的な患者教育（疼痛管理、歯周管理）とフォローアップは必須である。そもそも抜歯が必要になった経緯を十分説明し、継続的な口腔衛生管理、歯周管理の必要性について理解を促す。

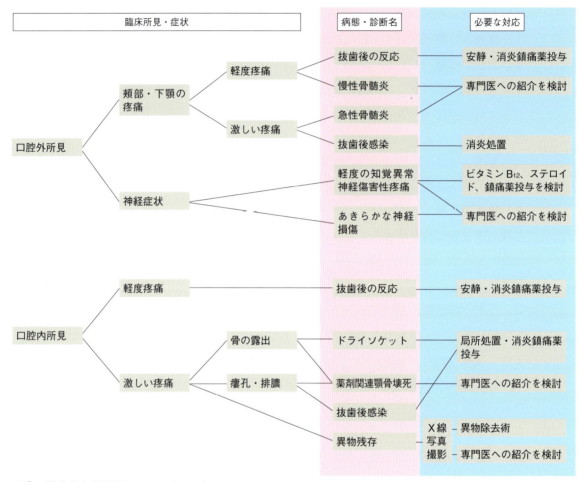

図❸　抜歯後疼痛管理のフローチャート

 ## 抜歯後疼痛のエビデンス

　ここでは、抜歯後疼痛に関する論文レビューを通して、抜歯後疼痛の病態についてそのエビデンスを理解したい。わが国における抜歯後疼痛に関する大規模研究の報告は乏しいため、エビデンスレベルの高い海外での報告を中心に紹介する。

1．抜歯後併発症の原因・発生率

Herrera-Barraza ら[1] は単純抜歯後の併発症について1,446の論文から最終的に３本の論文を選定し、システマティックレビューを行っている。その報告によると、単純抜歯後の併発症の割合は0.7 ～ 38.8％であった[1]。Baniwal ら[2] の報告では、6,639人の患者に対して8,455件の単純抜歯が行われ、60件にあきらかな併発症を認めたとし、21件の残根、19件の術後出血、11件のドライソケット、３件の骨髄炎、３件の感染症の順に多かった。

一方、Venkateshwar ら[3] の研究では、14,975人の患者に対して22,330件の単純抜歯が行われ、38.8％の確率で何らかの併発症がみられたとしている。抜歯後疼痛に関連する併発症としてはドライソケットが2,618人（11.7％）と最も多かった。Tong ら[4] も、412本の抜歯における検証で、術後併発症として32件（7.7％）のドライソケット、23件（5.5％）に抜歯後疼痛がみられたと報告している。

2．ドライソケット

一般に、ドライソケットの発生率は、単純抜歯では３％程度、下顎智歯抜歯を含めると30％に増加するといわれている[1]。わが国における報告においても、抜歯した574症例中、ドライソケットは32例（5.57％）と抜歯後併発症のなかで最も頻度が高かったと示されている[5]。

近年、患者がインターネットやSNSから情報を得て、抜歯後疼痛の原因について患者自身から「ドライソケットではないですか？」と聞かれる機会も増えている。前述のように、ドライソケットはわれわれ歯科医師が日常臨床で出合う最も多い抜歯後併発症の一つであり、その診断と対処法を専門的に熟知しておくことはもちろんのこと、一定の確率でドライソケットが発症する可能性について、術前、抜歯直後の説明時に患者に説明しておくことも、患者の信頼を得るうえで重要である。

3．患者背景と抜歯後疼痛

Al-Khateeb ら[6] は、抜歯当日の夜間の痛みの発生率は81.8％であること、そして、抜歯後３日目から５日目にかけては女性のほうが有意に痛みを訴える割合が高いことを報告している。男性のほうが女性に比べ１日目と３日目に有意に強

診断と治療アルゴリズムおよび今後の展望

い痛みを感じているという報告もあり[1]、性差による痛みの感じ方の違いに注目すると興味深い。年齢と痛みの間にも相関があり、若年患者のほうが高齢患者よりも痛みが少ないと報告されている[1]。

また、術前に慢性炎症がある歯は術後の痛みの増悪因子となることも示されている[6]。年齢や性別だけで疼痛の程度を論じるのは困難であるが、さまざまな因子が抜歯後疼痛の病態に影響していることが示唆される。

4．手術侵襲と抜歯後併発症

興味深いことに、抜歯の併発症の発生率は、術者の臨床経験と逆相関しており、歯学部生が行った単純抜歯後の併発症は歯科医師が抜歯した場合に比べ、その発生率が有意に高いことが示されている[3]。抜歯時間に関しても、30分未満で行われた抜歯に比べ、30〜60分で行われた抜歯では併発症の発生率が有意に高いことが報告されている[3]。同様にLago-Méndezら[7]は、下顎智歯抜歯に限定して、難抜歯であった患者が、単純抜歯で短時間の抜歯を受けた患者に比べて、統計的に有意に重度の術後疼痛を経験したとしている。de Santana-Santosら[8]も、智歯抜歯において、時間因子が痛み、腫れおよび開口障害の発生率と相関し、抜歯後疼痛の予測因子となり得ると示した。

これらの研究から、術後疼痛と施術時間、侵襲度が関連していることは明白である。つまり、われわれ歯科医師が適切な抜歯手技を行うことにより、患者の抜歯後疼痛を軽減できる。抜歯後疼痛を可能なかぎり予防するために、低侵襲かつ短時間で行う抜歯手技をトレーニングし、習得すること、不適切な抜歯手技による併発症を起こさないことはわれわれ歯科医師の責務である。

低侵襲抜歯、より安全な抜歯をめざした将来的展望

抜歯後疼痛をゼロにすることは不可能である。しかし、デジタル技術が発展してきた現在、いかに低侵襲で安全な抜歯を行うことができるか、抜歯プランニング、抜歯器具・抜歯手技の向上に関して、依然として改良の余地がある。

抜歯前のプランニングに関して、二次元のX線写真から三次元CT、および三

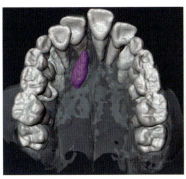
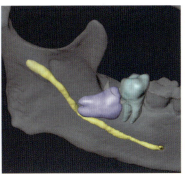

図❹ CTデータによる埋伏歯の三次元化

次元化による埋伏歯の可視化により、埋伏部位、方向のより正確な空間把握を行える（図4）。三次元情報をもとに切開部位、骨切削部位、アプローチ方向など、抜歯シミュレーションを術前に行うことができ、より短時間で低侵襲な抜歯に繋がる。とくに難抜歯症例や経験の浅い歯科医師には有効である。

抜歯後疼痛を軽減するための追加治療に関する文献的報告も数多くある。抜歯後、抗炎症効果、成長因子徐放による組織再生効果のあるPlatelet-rich plasma（PRP）やPlatelet rich fibrin（PRF）の抜歯窩への充填、抜歯後の低出力レーザー照射などは抜歯後疼痛に有用であると報告されている[9]。

器具の工夫としては、たとえば、超音波切削器具であるピエゾサージェリー®を用いた抜歯は、回転切削エンジンを用いた抜歯に比べて時間はかかるものの、術後の痛みや腫れに対しては有意に優れていると報告されている[9]。また、われわれは難易度の高い症例では内視鏡を用い、抜歯窩や顎骨病変を確認している（図5）。目視では確認できない部位の異物確認、炎症性肉芽組織の残存がないかを確認でき、骨削量を最小限にできるため、確実で低侵襲な手術の補助的手技として有用であると考えている。

近年、ナビゲーション技術やロボットサージェリーなどを用いた抜歯手技への応用の可能性についても議論され始めた[9]。とくに顎運動の伴う口腔内に応用するのは難易度が高いが、今後の技術開発に期待したい。

診断と治療アルゴリズムおよび今後の展望

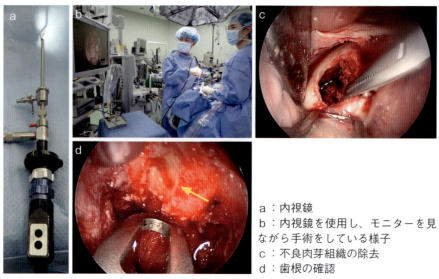

a：内視鏡
b：内視鏡を使用し、モニターを見ながら手術をしている様子
c：不良肉芽組織の除去
d：歯根の確認

図❺　内視鏡を用いた術野の確認

 まとめ

　本書の中で解説した、抜歯後疼痛の原因・病態・診断・対応について振り返った。

　われわれは、想定する病態には容易に対応できる。これまで紹介してきた各論の知識を理解することで、「想定の範囲内」の抜歯後疼痛の「範囲」が広がったのではないかと期待している。

　疼痛の病態は必ずしも単独で存在するわけではなく、多角的なアプローチが必要である。抜歯後疼痛は"おそらくドライソケットだろう"、"抜歯後感染だろう"と決めてかかることなく、患者それぞれの訴えを真摯に受け止めると同時に、プロフェッショナルな対応を心がけたいものである。

【参考文献】
1）Herrera-Barraza V, Arroyo-Larrondo S, Fernández-Córdova M, Catricura-Cerna D, Garrido-

Urrutia C, Ferrer-Valdivia N: Complications post simple exodontia: A systematic review. Dent Med Probl, 59: 593-601, 2022.

2） Baniwal S, Paudel K, Pyakurel U, Bajracharya M, Niraula S: Prevalence of complications of simple tooth extractions and its comparison between a tertiary center and peripheral centers: a study conducted over 8,455 tooth extractions. JNMA; journal of the Nepal Medical Association, 46: 20-24, 2007.

3） Venkateshwar GP, Padhye MN, Khosla AR, Kakkar ST: Complications of exodontia: a retrospective study. Indian J Dent Res, 22: 633-638, 2011.

4） Tong DC, Al-Hassiny HH, Ain AB, Broadbent JM: Post-operative complications following dental extractions at the School of Dentistry, University of Otago. N Z Dent J, 110: 51-55, 2014.

5） 湯浅秀道，河合俊彦，尾澤陽子，澤 知里，河合 幹：下顎埋伏智歯抜歯の臨床的検討 第1報 当科における抜歯後合併症について．日口腔外会誌，38：1163-1166，1992.

6） Al-Khateeb TH, Alnahar A: Pain experience after simple tooth extraction. J Oral Maxillofac Surg, 66: 911-917, 2008.

7） Lago-Méndez L, Diniz-Freitas M, Senra-Rivera C, Gude-Sampedro F, Rey JMG, García-García A: Relationships between surgical difficulty and postoperative pain in lower third molar extractions. J Oral Maxillofac Surg, 65: 979-983, 2007.

8） de Santana-Santos T, de Souza-Santos JA, Martins-Filho PR, da Silva LC, e Silva EDdO, Gomes AC: Prediction of postoperative facial swelling, pain and trismus following third molar surgery based on preoperative variables. Med Oral Patol Oral Cir Bucal, 18: e65, 2013.

9） Sifuentes-Cervantes JS, Carrillo-Morales F, Castro-Núñez J, Cunningham LL, Van Sickels JE: Third molar surgery: Past, present, and the future. Oral Surg Oral Med Oral Pathol Oral Radiol, 132: 523-531, 2021.

【監修者略歴】

管野貴浩（かんの たかひろ）

2001 年　九州歯科大学歯学部卒業
2005 年　九州歯科大学大学院修了
2005 年　香川県立中央病院歯科口腔外科　後期研修医・医員
2006 年　ドイツミュンヘン大学歯学部口腔顎顔面外科留学（AOCMF Fellow）
2007 年　スイスベルン大学医学部頭蓋顎顔面外科留学（IBRA Fellow）
2008 年　香川県立中央病院歯科口腔外科　医長
2012 年　島根大学医学部附属病院歯科口腔外科　講師
2018 年　島根大学医学部・大学院医学研究科歯科口腔外科学講座　准教授・診療科長
2020 年　島根大学医学部・大学院医学研究科歯科口腔外科学講座　教授・診療科長
現在に至る

国際口腔顎顔面外科専門医（FIBCSOMS）、国際口腔顎顔面外科専門医認定機構（Chicago、IL）認定 国際口腔がん・再建外科専門医（FIBCSOMS-ONC/RECON）・Senate・国際試験委員（Examination Panel）、AOCMF（Davos, Switzerland）、International Faculty、（公社）日本口腔外科学会　指導医・専門医・理事、（公社）日本顎顔面インプラント学会　指導医・専門医・理事、日本がん治療認定医（歯科口腔外科）・指導責任者、（NPO法人）日本口腔科学会　指導医・認定医・評議員、（一社）日本口腔腫瘍学会・口腔がん専門医・評議員、歯科医師臨床研修指導医、口腔顎顔面外傷学会　理事長、日本病院歯科口腔外科協議会　理事、日本顎顔面再建先進デジタルテクノロジー学会　評議員等

しっかり学ぶ抜歯後の痛みと偶発症

口腔外科に強くなるエッセンスブック

発行日	2025年3月1日　第1版第1刷
監　著	管野貴浩
発行人	濵野　優
発行所	株式会社デンタルダイヤモンド社
	〒113-0033 東京都文京区本郷 2-27-17 ICN ビル 3 階
	電話 = 03-6801-5810 ㈹
	https://www.dental-diamond.co.jp/
	振替口座 = 00160-3-10768
印刷所	株式会社ブックグラフィカ

ⓒ Takahiro KANNO, 2025

落丁、乱丁本はお取り替えいたします

●本書の複製権・翻訳権・上映権・譲渡権・公衆送信権（送信可能化権を含む）は㈱デンタルダイヤモンド社が保有します。

● JCOPY 〈㈳出版者著作権管理機構 委託出版物〉

本書の無断複写は著作権法上での例外を除き禁じられています。複写される場合は、そのつど事前に㈳出版者著作権管理機構（TEL：03-5244-5088、FAX：03-5244-5089、e-mail：info@jcopy.or.jp）の許諾を得てください。